常见病针灸临床丛书

肥胖症

总主编◎张建斌
主　编◎韦　丹　黄　伟

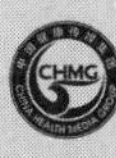

中国健康传媒集团
中国医药科技出版社

内容提要

本丛书选择针灸临床常见病症和有较好临床实践证据的病症，针对近现代针灸临床实践经验进行系统性总结。本书系统阐述了针灸治疗肥胖症的内涵，分别梳理了中医学、西医学对本病的病因病机、治疗等方面的认识，总结了针灸治疗本病的临床机制，归纳了相关古代、现代临床经验，详细阐述了毫针、电针等不同干预方法对该病的治疗方案，最后论述了相关人群的日常管理与护理措施。本书适合针灸、中医临床医务人员、教育工作者及学生阅读使用，也可供中医爱好者参阅。

图书在版编目（CIP）数据

肥胖症 / 韦丹，黄伟主编 .—北京：中国医药科技出版社，2023.6
（常见病针灸临床丛书）
ISBN 978-7-5214-3771-3

Ⅰ. ①肥…　Ⅱ. ①韦… ②黄…　Ⅲ. ①肥胖病—针灸疗法　Ⅳ. ① R246.1

中国国家版本馆 CIP 数据核字（2023）第 020416 号

美术编辑　陈君杞
版式设计　南博文化

出版　**中国健康传媒集团**｜中国医药科技出版社
地址　北京市海淀区文慧园北路甲 22 号
邮编　100082
电话　发行：010-62227427　邮购：010-62236938
网址　www.cmstp.com
规格　710 × 1000mm $^{1}/_{16}$
印张　9
字数　162 千字
版次　2023 年 6 月第 1 版
印次　2023 年 6 月第 1 次印刷
印刷　三河市万龙印装有限公司
经销　全国各地新华书店
书号　ISBN 978-7-5214-3771-3
定价　36. 00 元

获取新书信息、投稿、为图书纠错，请扫码联系我们。

《常见病针灸临床丛书》编委会

张国栋　张　音　罗家麒　赵舒梅　张　聪
赵舒梅　徐　静　刘科辰　覃美相　蔡慧倩
张　熙　林欣颖　潘珊娜　林媛媛　周娟娟
李琳慧　章　甜　刘　慧　刘金鹏　金传阳
李　浩　陆　露　叶菁菁　薛　亮　胡光勇
王应越　王　亮　朱金亚　周　翔　赵峥睿
熊先亭　毕　琴　马军怿　强　晟　朱德淳
贡妍婷　裴梦莹　赵瑞瑞　李乔乔　谢　韬
罗　楚　叶儒琳　王耀帅　朱世鹏　张新昌
李　明　王玉娟　武九龙　黄　伟　陈　霞
彭延辉　郭林曳　秦公顺　曾玉娇　詹明明
李梦雪　武　娟　赵协慧

本书编委会

主　编　韦　丹　黄　伟

副主编　陈　霞　彭延辉

编　委　郭林曳　秦公顺　曾玉娇　詹明明

序

针灸是源自中国古代的一门系统学科：利用特定的工具，在人体体表特定部位进行施术，从而产生一定的效应，以达到防病治病的目的，并在长期的临床实践中，形成了独特的理论体系和学术框架。

《内经》的问世，使针灸理论构建逐渐完善，包括九针形制、操作和应用，脏腑经络和五体身形，溪谷骨空和气府明堂，疾病虚实和针灸补泻等。公元256~260年间，皇甫谧编撰《针灸甲乙经》，从基础到临床，系统整理了针灸学知识、理论和临床应用，构建了针灸学科体系。此后，针灸学术一直在自己固有的轨道上发展和进步。直到清末民初，伴随着西学东渐的逐渐深入，在东西方文化交互辉映和碰撞下，针灸学术的发展轨迹已经呈现出多流并进、百花齐放的特点。尤其是20世纪70年代以来，针灸在世界各地广泛传播，针灸学术更是进入了一个多元化发展的新时代。

当代针灸医学蓬勃发展，其学术视野也越来越宽广，无论是基础理论，还是临床应用，都是古代针灸学术所无法比拟的。当今的针灸学术，主要有以下几个特征：

1.在世界各地广泛应用。针灸在南北朝时期就已经传到我国周边的朝鲜、日本等国家，近几个世纪间断性地在欧洲也有零星传播，但是直到20世纪70年代初，才开始有了世界范围内的广泛传播。针灸的跨文化传播，在世界各地也出现了从学理到应用的差异化变革。

2.工具先进，微创、无痛、数据化。针灸工具，古代有“九针”之说，当代不仅有“新九针”、揿针、杵针、浮针等新型针具，还有利用声电光磁等可量化物理参数的新型针灸器具，基于生物传感和人工智能的针灸器具也在孕育中。

3.技术进步，操作精细、精准化。针灸操作技术的应用和描述，相对于古代也有了长足的进步，相关针灸技术操作规范的国家标准也陆续发布。尤其是在操作目标的部位和结构层次上更加精细、精准，在操作流程上也更加合理和规范。

4.迎接临床新问题和新挑战。与古代主要关注临床证候不同，当代针灸临床实践中还面临着诸多新问题、新挑战。大量基于临床医学病症分类和认知的疾病，在古代医籍文献中没有直接记载和描述，需要当代临床从“针灸学”视角重新再认识，如高血压、高脂血症、糖尿病等；还有一些临床新问题，如围手术期诸症、抑郁症和焦虑症、免疫性疾病、戒断综合征等，需要在实践中探索。

5.临床疗效越来越清晰。自2005年有了第一份基于循证模式的针灸临床研究报告以来，近年来开展的针灸治疗便秘、压力性尿失禁、围绝经期综合征等临床多中心大样本研究，取得了较可靠的研究结果，在国内外产生了较大的影响。基于针灸临床特点的方法学研究也受到重视，并出现了专门团队和组织。

6.治疗机制和原理逐渐清晰。尽管还不能完全从现代生命科学和生物医学的角度揭示针灸的作用机制，但是随着经穴特异性、穴位敏化、穴位配伍的研究深入，针灸作用的神经-内分泌-免疫网络调节机制也逐渐清晰。

应该说，针灸医学的内涵需要在一个新起点上重新理解、重新诠释。当代针灸临床适用性不断扩大，诊治病种范围越来越宽泛，操作技术也越来越精准，临床疗效观察和评估也越来越严格，部分现代原理和机制逐渐阐明。因此，基于当代临床实践的回顾、思考和展望，更加显得迫切和需要。《常见病针灸临床丛书》，即是对这一时代需求的响应。

在当今的话语体系下，选择针灸临床的常见病、多发病，梳理借鉴古今医家经验，总结近现代临床实践和疗效规律，阐述必要的作用机制和原理，在针灸学术史上作一个短暂的思索，给未来一个更加广阔的发展空间，即是写作本套丛书的初心。

张建斌

2022年6月

目录

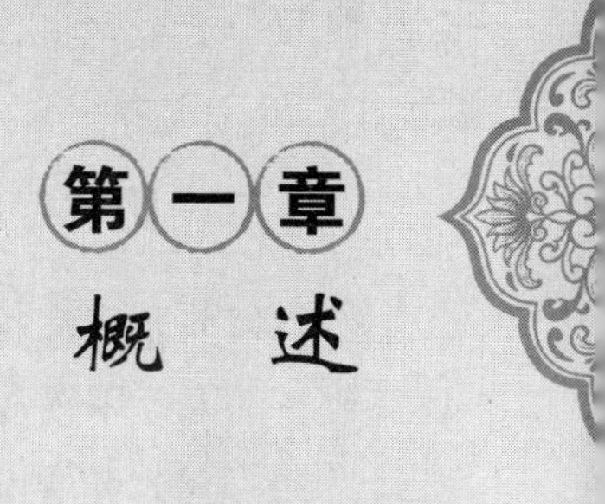

第一章 概述

第一节 肥胖症的定义与诊断

一、肥胖症的定义

肥胖症是一种由多种因素引起，导致体内脂肪堆积过多或分布异常，进而体重增加的慢性代谢性疾病。其中，无明显诱因者为单纯性肥胖，占肥胖症的95%。世界卫生组织（WHO）对于肥胖症的定义是可损害健康的异常或过量脂肪积累。肥胖症是遗传因素、环境因素及个人行为因素3方面共同作用引起体内能量代谢平衡发生失调的结果。文献资料中肥胖症又被称为“肥胖”“恶性肥胖”等，按照国际疾病标准应统一定名为“肥胖症”。

中医古籍中没有记载肥胖症之病名，但历代医家都有对肥胖症的相关性描述，古人对肥胖者的称谓有“肥人”“肥贵人”“肥白人”“膏人”“脂人”等。中医认为本病属于“痰证”“水肿”“虚劳”等范畴。《灵枢·卫气失常》记载：“人有肥、有膏、有肉……䐃肉坚，皮满者，肥。䐃肉不坚，皮缓者，膏。皮肉不相离者，肉……膏者，多气而皮纵缓，故能纵腹垂腴。肉者，身体容大。脂者，其身收小……膏者多气，多气者热，热者耐寒。肉者多血则充形，充形则平。脂者，其血清，气滑少，故不能大。”而且古人也较早认识到了肥胖的危害，如《素问·奇病论》记载：“此人必数食甘美而多肥也，肥者令人内热，甘者令人中满，故其气上溢，转为消渴。”阐述了肥胖症与糖尿病（消渴）之间的关系。

二、肥胖症的诊断标准

目前肥胖症的诊断标准并不统一，不同机构或组织制定的诊断标准也不一致。国内运用较多的肥胖症诊断标准有以下3种。

1. 1997年在北京召开的全国第五届肥胖研究学术会议制定了《单纯性肥胖的诊断及疗效评定标准》。根据此诊断标准，实测体重超过标准体重的20%，脂肪百分率超过30%，体重指数（BMI）>26kg/m^{2}者，3项均符合者可诊断为肥胖症，或3项中有2项符合者亦可诊断。

2. WHO西太区办事处、国际肥胖研究协会及国际肥胖专家组于2000年2月联合发布了《亚太区肥胖的重新定义和处理》的指导性手册。根据此手册，BMI≥23kg/m^{2}为超重，BMI在23~24.9kg/m^{2}为准肥胖，BMI在25~29.9kg/m^{2}为肥胖Ⅰ型，BMI≥30kg/m^{2}为肥胖Ⅱ型。2014年中国针灸学会发布的《循证针灸临床实践指南单纯性肥胖》推荐采用此标准。

3. 国际生命科学学会中国办事处组织由多学科专家组成的“中国肥胖问题工作组”，对我国21个省、市、地区人群BMI、腰围、血压、血糖、血脂等24万人的相关数据进行汇总分析，依据此，2003年工作组编写了《中国成人超重和肥胖症预防控制指南（试用）》，2006年正式出版的指南提出“以BMI值24kg/m^{2}为中国成人超重的界限，BMI≥28kg/m^{2}为肥胖的界限；男性腰围≥85cm，女性腰围≥80cm为腹部脂肪蓄积的界限”。

一般而言，各临床单位根据当地就诊患者的实际情况，可选择相应诊断标准用于临床及科学研究。

第二节　肥胖症的分类

一、单纯性肥胖

临床上所指的肥胖多为单纯性肥胖，占肥胖症的95%。排除水肿和肌肉发达等因素，并除外继发因素即可诊断为单纯性肥胖。单纯性肥胖患者往往有肥胖家族史，主要是由遗传因素和营养过剩引起。此类肥胖又分为体质性肥胖和获得性肥胖。

1. 体质性肥胖

体质性肥胖是由脂肪细胞数量增加所致。多数患者具有明显的家族肥胖史，且自幼食欲旺盛、喂养过度。在胎儿期第30周起至出生后1周岁，是脂肪细胞增殖最活跃的时期，此时期若喂养过度、营养过剩，可导致脂肪细胞数目增多而引起肥胖。

2. 获得性肥胖

获得性肥胖又称肥大性肥胖，一般由成年后营养过剩导致身体内脂肪细胞肥大所致。成年后不良的生活习惯，例如进食过多、热量消耗过少导致体内含脂量增加。获得性肥大主要表现为脂肪细胞肥大，但数量不增多。

二、继发性肥胖

继发性肥胖是指由神经、内分泌疾病、药物，以及激素代谢失常等多种因素引起的肥胖。继发性肥胖有明确的病因，需要治疗原发性疾病，才能有效控制肥胖。因此，临床上需要对单纯性肥胖和继发性肥胖进行鉴别。

1. 内分泌障碍性肥胖

①神经系统疾病：如间脑综合征、下丘脑垂体病变、垂体肿瘤（促肾上腺皮质激素腺瘤、生长激素瘤）等。②内分泌疾病：甲状腺功能减退症、肾上腺皮质功能亢进、性腺功能减退症、多囊卵巢综合征等。③药物性因素：如长期大量服用肾上腺糖皮质激素、避孕药等。

2. 先天异常性肥胖

先天异常性肥胖多由遗传因素所致。常见于特纳综合征、克兰费尔特综合征、糖原贮积症Ⅰ型、额骨内板增生症等。

第三节　流行病学

肥胖是21世纪最大的公共卫生挑战之一，这个曾一度被认为是一个高收入国家才有的健康问题，如今在中、低收入国家快速增长。对于肥胖的研究可追溯到19世纪末，但是长期以来肥胖的临床重要性并没有引起人们足够的重视，人们甚至不认为肥胖是一种疾病。直到1985年，美国国立卫生研究院的专家委员会才达成一致意见，认为已有大量证据表明肥胖会引发一系列疾病，如高血压、冠心病和糖尿病等。因此将肥胖症定义为机体以脂肪的形式贮存过多的能量。1997年，WHO宣布肥胖症已经成为全球的流行病并危害着人们的健康。

美国疾病控制与预防中心指出，35.7%的成人和17%的儿童有肥胖问题，而欧洲国家35~65周岁的人群中，15%的男性或者25%的女性为超重或肥胖。在2004年的《中国居民营养与健康现状》调查报告中，我国成人超重率为22.8%，肥胖率为7.1%，估计人数分别为2.0亿和6000万。大城市成人超重率与肥胖率分别高达30.0%和12.3%，儿童肥胖率已达8.1%，应引起高度重视。医学杂志《柳叶刀》于2016年发布了一项研究成果，科学家历经40年对186个国家人群BMI进行调查，证实全球肥胖人数首超非肥胖人数。1975~2014年，全球肥胖人口从1.05亿增加至6.41亿。中国拥有4320万肥胖男性和4640万肥胖女性，肥胖人口位居世界首位。美国以4170万肥胖男性和4610万肥胖女性位列第二。由此可见，肥胖问题不论是在中国还是在全球都是相当严重的。

有文献报道，当BMI>28kg/m^2时，患糖尿病、卒中、心脑血管疾病、癌症的概率分别是常人的2倍、1.5倍、1.5倍、1.2倍；当BMI>29kg/m^2时，患冠心病的概率增加4倍；当BMI>35kg/m^2时，糖尿病的发病率是非肥胖者的2~5倍。此外，由肥胖产生的经济负担也不容忽视。经济合作与发展组织发布的《肥胖健康负担》报告指出，糖尿病70%的治疗费用、心血管疾病23%的治疗费用和癌症9%的治疗费用都是由肥胖造成的。平均而言，治疗由肥胖引起的疾病的费用占经合组织国家卫生保健总开支的8.4%。这充分说明肥胖给各国带来了严重的经济负担。

第四节 肥胖症的并发症

结合美国临床内分泌医师协会（AACE）与美国内分泌学会（ACE）发布的《肥胖患者综合管理指南》和中华人民共和国卫生部疾病控制司编写的《中国成人超重和肥胖症预防控制指南》中指出肥胖症产生的主要并发症如下。

（1）糖尿病风险及代谢综合征：肥胖症患者的胰岛素受体数量减少和受体缺陷，发生胰岛素抵抗（对胰岛素不敏感）现象和空腹胰岛素水平较高，影响葡萄糖的转运、利用和蛋白质的合成。减重可以改善胰岛素抵抗，帮助控制血糖，降低糖尿病患者的死亡率。

（2）2型糖尿病：BMI≥24kg/m^2者的2型糖尿病患病率为BMI<24kg/m^2者的

2倍，BMI ≥ $28kg/m^2$ 者的2型糖尿病患病率为BMI<$24kg/m^2$ 者的3倍。男性腰围≥85cm、女性腰围≥80cm时，糖尿病的患病率为腰围正常者的2~2.5倍。

（3）血脂异常：腰围超标者高三酰甘油血症的检出率为腰围正常者的2.5倍。腰围超标者高密度脂蛋白胆固醇的检出率为腰围正常者的1.8倍。

（4）高血压：肥胖者的高血压患病率高，其肥胖持续时间越长，尤其是女性，发生高血压的危险性越大。男性腰围≥85cm、女性腰围≥80cm时，高血压患病率是腰围正常者的2.3倍。研究表明，经减重治疗后，高血压患者收缩压和舒张压也随平均体重的下降而降低。

（5）心血管疾病：高血压、2型糖尿病和血脂异常是动脉粥样硬化性疾病的重要危险因素，而肥胖导致这些危险因素聚集，大大促进了动脉粥样硬化的形成。BMI增高是冠心病发病的独立危险因素，心血管疾病发病率随BMI的升高而增高。

（6）非酒精性脂肪性肝病和非酒精性脂肪性肝炎：腹部脂肪分解后由门静脉进入肝脏，容易引起非酒精性脂肪性肝病和非酒精性脂肪性肝炎。

（7）多囊卵巢综合征：脂肪细胞不仅储存脂肪，还具有内分泌功能，同时也是许多激素作用的靶器官。肥胖者血浆中胰岛素明显高于正常水平，并经常存在胰岛素抵抗现象，中心性肥胖患者的激素水平改变更大，更容易并发多囊卵巢综合征。

（8）不孕症：肥胖者血液循环中的性激素平衡被破坏，尤其是腹部脂肪过多的女性常有排卵异常、雄激素过多，往往伴有生殖功能障碍。重度肥胖女性伴有雄激素增加，可达正常人的2倍。

（9）男性性腺功能减退症：男性肥胖症患者常伴随性腺功能减退症。睾酮可促进蛋白质合成，增加男性性活动能力。肥胖男性的睾酮水平明显降低，促性腺激素水平正常或轻度降低，除外下丘脑垂体占位性病变以及其他影响性腺轴功能的慢性疾病，可考虑男性性腺功能减退症。减重可能是男性性腺功能减退症的最佳治疗方案。

（10）阻塞性睡眠呼吸暂停：肥胖可引起睡眠呼吸暂停，原因是脖颈、胸部、腹部和横膈部位的脂肪堆积过多，使胸壁的运动受阻，在平躺时因呼吸道变窄和气流不畅引起呼吸困难。血液中二氧化碳浓度过高和血氧低均可抑制呼吸中枢，出现暂时窒息现象。

（11）哮喘/气道反应性疾病：重度肥胖症患者常有通气不良、耗氧量增加，导致二氧化碳潴留，而长期缺氧导致红细胞增多，血液黏稠度增大，循环阻力增加，引起哮喘/气道反应性疾病。

（12）骨关节炎：肥胖症患者膝关节长期负重，临床上常观察到肥胖者中膝关节疼痛和负重关节的骨关节病较多。肥胖可引起内源性核酸分解代谢产生嘌呤并合成尿酸，其代谢产物尿酸增多可在关节结缔组织沉积而形成痛风、结石，出现骨关节炎。

（13）压力性尿失禁：肥胖是尿失禁的致病因素，同时能加重尿失禁的程度。有的患者会在体重下降时漏尿症状减轻，体重增加时漏尿症状加重。肥胖所增加的重量可以向下挤压盆底组织，使盆底的肌肉、神经和其他结构长期受到应力和牵拉作用而变弱。

（14）胃食管反流性疾病：过度肥胖、腹水、妊娠后期等原因引起腹内压增高，可引起胃食管反流性疾病。

（15）抑郁症：肥胖与抑郁症和其他情绪失调都有着密切的关系。一项针对9125名成年人进行的医学研究结果显示，肥胖者发生抑郁等心理精神疾病的概率比一般人高25%。

肥胖会引起一系列与肥胖相关的并发症，而大量的临床研究表明，肥胖症患者通过积极减重治疗，可以降低多种疾病的发病率，提高生活质量。

第五节　肥胖症的临床诊治流程

肥胖症的治疗并非是单纯的减重，更重要的是对肥胖并发疾病的防治。肥胖症的临床诊治包括肥胖症的诊断和个体化治疗。一般而言，患者在门诊就诊后需进行的诊疗步骤包括询问病史、专科检查、辅助检查、中医辨证论治。

一、询问病史

尽管肥胖多与生活方式、饮食习惯相关，但仍有部分患者是由原发疾病、药物、内分泌等因素导致。询问病史的目的之一是区分单纯性肥胖和继发性肥胖，后者则需要针对原发性疾病进行专科治疗。通过询问病史可初步判断肥胖症的类型，例如：糖尿病患者常有口渴、多饮、多尿症状；下丘脑性肥胖可有头痛、溢乳及脑神经损害症状；主诉为食欲减退而体重增加的患者疑为甲状腺功能减退症；自幼肥胖者常为单纯性肥胖；成人肥胖史较短可能为继发性肥胖。

此外，通过全面评估肥胖症患者的肥胖史、营养等相关因素，明确已存在的代谢问题、可能出现的疾病风险，判断是否存在并发症风险，对评估肥胖症预后具有重要作用。

一般问诊的要素包括以下几个方面。

1. 询问肥胖者的伴随症状、发病时间、发病原因、家族史及其他易引起肥胖的病史

轻度肥胖者常无症状；中度肥胖者常有多汗、疲乏、心悸、下肢水肿、气促等症状；重度肥胖者除了中度肥胖症状外还伴有嗜睡、心肺功能较差、呼吸暂停等症状。肥胖具有可遗传的特点，父母肥胖的患者可能为体质性肥胖。

2. 询问生活方式

饮食、运动、生活起居习惯不仅仅是肥胖的病因，同时也是临床医生评估患者重塑健康生活方式可能性及减重后反弹的可能。

3. 询问伴随疾病以及近期体检情况

通过询问伴随疾病及近期体检的结果可以辅助判断肥胖的病因；若患者携带的病史资料辅助检查不全，则需要做进一步的检查。

4. 询问是否使用过能引起肥胖的药物

抗精神病药物、抗抑郁药、抗癫痫药、类固醇等多种药物均可引起体重增加。前三者致体重增加的机制主要涉及多种神经递质受体介导的食欲增加、能量消耗减少、内分泌及代谢紊乱等多个方面；长期使用类固醇激素引起的肥胖则与脂质代谢失常有关。

5. 女性患者需询问月经史及胎产史

育龄期月经不调且未孕的女性可能伴随妇科疾病，初产的女性则可能为产后肥胖。

二、专科检查

专科检查是确诊肥胖症及肥胖程度的重要手段，也是帮助临床医生评估患者目前的肥胖并发症风险、制定治疗处方及评估肥胖疗效的依据之一。专科检查的指标包括体重、体重指数（BMI）、腰围、腰臀比、体脂百分比（F%）。《中国成人超重和肥胖症预防控制指南》及全国第五届肥胖研究学术会议中推荐的测量方法如下。

（1）体重：指裸体或穿着已知重量的工作衣称量得到的身体重量。体重的测量方法：称量体重最好使用经过校正的杠杆型体重秤，受试者全身放松，直立在秤底盘的中部。测量人员读取杠杆秤上的游标位置，读数准确至10g。

（2）BMI：BMI即身体质量指数，也称体质指数。BMI是通过计算人体身高与体重之间的比值大小来判断是否肥胖的一种方法。大量证据表明用BMI较单用体重更能准确反映体脂的蓄积情况。在判断肥胖程度时，BMI可消除不同身高的影响，以便于人群或个体间比较。大多数个体的BMI与身体脂肪的百分含量有明显的相关性，能较好地反映机体的肥胖程度。

BMI的计算方法：BMI=体重（kg）/身高（m^2）。

（3）腰围：目前公认腰围是衡量脂肪在腹部蓄积程度的最简单实用的指标，不仅可用于对肥胖者的最初评价，在治疗过程中也是判断减重效果的良好指标。脂肪在身体内的分布，尤其是腹部脂肪堆积的程度，与肥胖相关疾病有更强的关联性。对于BMI正常或稍高者，腹部脂肪增加似乎是独立的危险性预测因素。腹部脂肪过多比周围脂肪（如臀部和四肢脂肪）过多对健康的危害更大。

腰围的测量方法：嘱受试者直立，两脚分开30~40cm，用一根没有弹性、最小刻度为1mm的软尺放在右侧腋中线胯骨上缘与第十二肋骨下缘连线的中点（通常是腰部的最窄部位），沿水平方向围绕腹部一周，紧贴而不压迫皮肤，在正常呼气末测量腰围的长度，读数准确至1mm。

（4）腰臀比：腰臀比是腰围和臀围的比值。臀围的测量方法：受试者取站立位。两眼平视前方，自然均匀呼吸，腹部放松，两臂自然下垂，双足并拢（两腿均匀负重），穿贴身内衣裤。将软尺轻轻贴住皮肤，经过臀部最高点，围绕身体一周。若腰臀比大于0.72时，可判定是肥胖，但只有当比值大于1.0（男）及0.9（女）时，肥胖引起的并发症才明显增加。

（5）F%：有时仅靠体重判断肥胖并不准确。例如一些运动员，因肌肉发达，体重超标，但不能判定为肥胖，还需考虑F%。F%是指将脂肪含量用其占总体重的百分比的形式表示。

F%的计算方法：F%=（0.570/D−4.142）×100%。其中体密度（D）依照表1计算，然后代入公式内。采用体脂秤、人体成分分析仪等工具也可直接获得数据。

表1 不同年龄男、女D值

年龄（岁）	男性（mm）	女性（mm）
9~11	1.0879~0.00151 · X	1.0794~0.00142 · X
12~14	1.0868~0.00133 · X	1.0888~0.00153 · X
15~18	1.0977~0.00146 · X	1.0931~0.00160 · X
>19岁	1.0913~0.00116 · X	1.0897~0.00133 · X

注：X =肩胛角下皮皱厚度（mm）+上臂三头肌皮皱厚度（mm），取右侧

三、辅助检查

全国第五届肥胖学术会议中推荐每个患者尽量做以下检查：①血脂（胆固醇、三酰甘油、高密度脂蛋白）；②血糖（空腹血糖、葡萄糖耐量、血胰岛素）；③脂肪肝B超、谷丙转氨酶检查；④水代谢检查，抗利尿激素测定；⑤性激素测定：雌二醇、睾酮、促卵泡激素（FSH）、黄体生成素（LH）；⑥心血管检查：心电图、心脏彩超、血管CT；⑦眼底检查：眼球结膜微循环；⑧甲皱微循环检查。

若为排除继发性肥胖，则需进行以下检查。

1.胰岛素功能检查

肥胖症患者常伴有胰岛素抵抗，所以无论是不是继发性肥胖都可进行空腹胰岛素、空腹血糖检查。若怀疑患者有糖尿病、胰岛素 β 细胞瘤还需检测糖耐量、胰岛素释放试验、C肽、糖化血红蛋白等。

2.下丘脑–垂体–性腺轴功能检查

通过检测性激素全套、子宫、性腺、肾上腺彩超、头颅CT等可排除下丘脑–垂体–性腺轴问题引起的肥胖。血清睾酮、雌二醇测定用于检查性功能。LH升高提示内分泌疾病，如原发性卵巢衰竭、原发性性腺功能低下、多囊卵巢综合征等；LH降低提示垂体或下丘脑功能低下。FSH升高提示卵巢发育不全等；FSH降低提示可能患有多囊卵巢综合征等疾病。CT或MRI可用于检查垂体瘤、胰腺瘤、卵巢瘤等；彩超可作为多囊卵巢、肾上腺、性腺等的辅助检查。

3.下丘脑–垂体–肾上腺轴功能检查

血浆皮质醇测定用于检测皮质醇增多症患者；血浆促肾上腺皮质激素（ACTH）兴奋试验用于鉴别皮质醇增高是原发于肾上腺或是继发于垂体及下丘脑。

4.下丘脑–垂体–甲状腺轴功能检查

主要检查基础代谢率、甲状腺功能5项（游离三碘甲状腺原氨酸、游离甲

状腺激素、血清促甲状腺素、血清总甲状腺素、总三碘甲腺原氨酸）。

四、中医辨证论治

（一）诊断要点

1. 查体与辨证相结合

通过病史、专科检查、辅助检查诊断患者为单纯性肥胖后需对患者进行中医四诊判断其证候，从而指导治疗。肥胖症患者初、中、末不同时期，证候表现不一，辨证论治是获得疗效的关键。肥胖症患者早期通常无症状；饮食不节者，胃热炽盛，耗伤津液，表现为胃火亢盛型肥胖；情志失调者，通常肝失疏泄，气机不畅，表现为肝郁气滞型肥胖；肝气不舒，郁久化热，肝火旺盛，克制脾土运化，使精微不布，进而水停发展为痰饮，留于机体产生肥胖，故肥胖后期多发展为脾虚兼气虚阳虚型肥胖。

2. 辨病与辨证相结合

由于地域和生活习惯的差异，不同国家或地区的诊断标准不同，而肥胖症的诊断标准在国内亦存在学术界的标准差异，但中医学注重同病异治、异病同治的辨证治疗规律。辨病与辨证相结合，方能不误治。

（二）三因制宜

遵循因人、因地、因时的三因制宜理念，知常达变，个体化治疗是肥胖症患者的治疗要点。中医学历来注重三因制宜，紧随病因病机变化调整治疗方案，使证治相符，方能达到预期治疗效果。因人制宜是中医学重要的理论，中医自古以来都强调个体差异性。因此，治疗方法应遵循因人制宜。因肥胖症病因病机的不同和所处的病理阶段的差异，针对不同类型的肥胖症患者宜采用个体化治疗。

（三）辨证施治

肥胖症的辨证施治首要辨标本虚实，“虚则补之，实则泻之”，通过中医的四诊“望闻问切”来把握患者的虚实状态，进而施行或补或泻的治疗方法。补虚常用健脾益气，结合补肾。泻实常用祛湿化痰，结合利水、消导、通腑、化瘀等，以祛除体内多余的痰浊、水湿、痰热、瘀滞等。临床可根据《循证针灸临床实践指南》拟定的中医辨证分型标准来分期论治。

1.肥胖症早期

症状：患者可无明显不适感，运动后易感觉疲乏劳累，舌苔、脉象无明显异常。

治则：健脾益气化湿。

2.胃火亢盛型

症状：形体肥胖，多食，消谷善饥，脘腹胀满，面色红润，心烦头昏，口干口苦，胃脘灼痛、嘈杂，得食则缓，舌红苔黄腻，脉弦滑。

证候分析：胃热则消谷善饥，摄入的水谷精微超过了脾的运化功能，导致不能被脾转输的水谷精微郁积于体内，化为膏脂而形成肥胖，故形体肥胖；膏脂沉积，气机受阻，则脘腹胀满；清窍失养，则头昏；胃热内盛，故心烦、口干口苦、胃脘灼痛、嘈杂不适；得食则使得胃热稍平，故症状稍缓解；舌红苔黄腻为胃热及痰湿内停化热之象。

治则：清胃泻火，调理三焦。

3.肝郁气滞型

症状：肥胖，胸胁苦满，胃脘痞满，月经不调，闭经，失眠，多梦，舌质暗红，脉弦细。

证候分析：气机郁滞，肝胆疏泄失常，影响脾胃运化，生成痰湿膏脂，积聚体内，形成肥胖；或症见肥胖，脾气急躁易怒，口苦，胸胁胀满，善太息，食少，且进食后易腹胀，神疲气短，便溏不爽或泄泻，舌淡胖边有齿痕，苔白腻，脉弦滑。

治则：疏肝解郁，调和气血。

4.脾虚兼气虚阳虚型

症状：形体肥胖，气短乏力，畏寒肢冷，颜面虚浮，神疲嗜卧，气短乏力，腹胀便溏，自汗气喘，动则更甚，下肢水肿，尿昼少夜频，舌淡胖，苔薄白，脉沉细。

证候分析：脾虚日久，累及肾阳，脾肾两虚，脾虚不能运化水湿，肾虚不能蒸化水液，致水湿内停，故形体肥胖、颜面及下肢水肿、畏寒肢冷；脾肾亏虚，故神疲嗜卧、气短乏力、腹胀便溏、自汗气喘、动则更甚；阳虚气化无权，肾虚失于固摄，故尿昼少夜频；舌淡胖、苔薄白、脉沉细为脾虚兼气虚阳虚之象。

治则：健脾益气温阳。

（四）针灸疗法

1.多种针灸疗法相结合

针灸疗法包括针刺、电针、穴位埋线、针刀、耳穴压丸、穴位贴敷、拔罐、艾灸、刮痧等多种治疗方法。患者的脏腑阴阳气血虚实是选择针灸疗法的主要依据，如拔罐、刮痧疗法特别适用于实证、热证者；艾灸疗法适用于虚证、寒证者。

2. 证型及证候是选穴的重要依据

在进行选穴时，患者的证型和主要证候是选穴的主要依据。如脾虚、肾虚患者在选穴时需考虑脾俞、肾俞等穴；气血亏虚患者可选择三阴交、足三里等穴；支沟用于治疗肥胖症患者伴随便秘症状；神门、内关等用于治疗肥胖症患者伴随心悸症状。

具体的针灸方法、选穴依据可参考本书第五、六章。

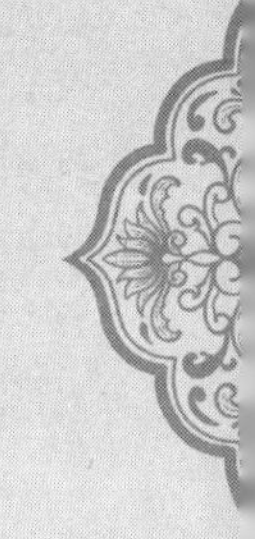

第二章 西医学对肥胖症的认识和治疗

第一节 西医学对肥胖症病因的认识

肥胖症分为单纯性肥胖和继发性肥胖。继发性肥胖是由神经、内分泌疾病、药物以及激素代谢失常等多种因素引起。单纯性肥胖占肥胖症的95%。西医认为单纯性肥胖的病因主要归纳为遗传因素、环境和社会因素。

一、遗传因素

单纯性肥胖具有遗传倾向。已有研究表明，在单纯性肥胖的形成中，遗传因素可达20%~40%。如果父母之一为肥胖症患者，子女成为肥胖症患者的概率为40%。若父母双方都是肥胖症患者，那么子女成为肥胖症患者的概率高达70%~80%。科学研究表明，遗传变异的速度十分缓慢。而自从20世纪末肥胖症患病率出现高发后，肥胖人群一直呈现快速增长趋势，这也说明肥胖的高增长率主要是由环境和社会因素导致。

二、环境和社会因素

环境和社会因素是肥胖症高发病率的主要因素，主要包括进食过量、体力活动减少和社会因素。①进食过量：随着我国经济的高速发展，人们满足了对食物能量的基本需求以后，随之发生改变的是人们的饮食习惯，大量摄入脂肪含量高、热量高的食物，使能量的总摄入量大大增加。另一方面，快节奏的生活方式，使得经常进食快餐、进食速度快、不吃早餐、晚上聚会多暴饮暴食等。②体力活动减少：随着现代交通工具的日渐完善，人们的出行方式也发生了重大改变。原来步行、骑车等有一定运动量的出行方式被现今开车，乘坐地铁、公共汽车等替代。随着经济和科技的发展，职业性体力劳动大大减轻。消遣娱乐活动主要是上网、看电子产品。多种环境因素导致人们处于静态生活的时间较以前大大增加。③社会因素：家庭收入的增加，使得人们在外就餐的情况增多，而外出就餐多以高脂肪、高热量食物为主，且就餐氛围常常导致进食过量。随着家庭成员减少、经济收入增加和购买力提高，食品生产、加工、运输及贮藏技术有所改善，可选择的食物品种更为丰富。由于现代青年人快节奏的生活方式和工作方式，不少人的主要进食食物种类为快餐食品。

第二节　西医学对肥胖症的治疗

肥胖是能量的摄入超过消耗以致体内脂肪过多蓄积的结果。因此，减少摄入的能量、加强体力活动以增加能量消耗，控制能量平衡是保持健康的基本条件。目前西医治疗肥胖症的方法主要有改变生活方式和药物、手术治疗。

一、改变生活方式

尽管饮食、运动疗法已被证实为疗效确切的手段，但饮食、运动疗法的疗程较长，受患者依从性影响，最终的减肥效果参差不齐。即使减重成功后，患者也需维持至少1年规范的饮食、运动生活方式。由于减肥心切，也有不少患者采用节食的方式来达到瘦身的效果。通过节食减肥不但不易持久，而且易出现酮症酸中毒，出现疲乏无力、恶心呕吐等症状。因此，节食减肥不仅不易成功，而且容易危害健康。缺乏规范的饮食指导、自我控制能力不足、减肥效果不佳后中断治疗是大多数人采用饮食疗法失败的原因。科学的饮食疗法必须有专业的营养师进行指导，健康减重才是饮食疗法的最终目的。

肥胖症患者若只控制饮食而不采取运动疗法，减肥疗效也是不尽如人意的。目前国内统一认为单纯性肥胖的运动疗法主要以中低强度的有氧运动为主，辅以力量性运动健身，但对于到底维持多久的运动时间和多大的运动强度可以达到较好的减肥效果尚无定论。过弱的运动量达不到减肥的效果，而过强的运动量易消耗葡萄糖，影响脂肪代谢，对减肥徒劳无益。因此，运动减肥也需要遵循适度原则。

二、药物、手术治疗

2003年《中国成人超重和肥胖症预防控制指南》中的规定是：①当生活方式干预无效，即不能使体重减轻5%，BMI>28kg/m^{2}时，推荐其进行药物治疗。②超重且伴有一种并发症（心血管疾病、高血压、2型糖尿病等）的患者，经生活干预无效，也推荐其进行药物治疗。③开展药物治疗的前3个月应该至少每月对药物的有效性和安全性进行评估，之后也应该每3个月评估1次。根据2015年美国内分泌学会发布《肥胖的药物管理：美国内分泌学会临床实践指南》，药物治疗的指征为BMI ≥ 30kg/m^{2}或BMI ≥ 27kg/m^{2}且伴有高血压、高血脂、2型糖尿病和阻塞性睡眠呼吸暂停的患者，同时还必须采取充分的饮食、运动和行为治疗。

目前美国食品药品监督管理局（FDA）共批准的减重药物包括2种短期治疗药物、5种用于慢性肥胖管理药物：①短期药物为芬特明和安非拉酮，仅用于不超过4个月的短期治疗。②慢性肥胖管理药物包括奥利司他（处方和非处方型）、利拉鲁肽、托吡酯、安非他酮、纳曲酮和氯卡色林，其中奥利司他（处方和非处方型）、利拉鲁肽为胃肠和胰腺的脂肪酶抑制剂，托吡酯、安非他酮、纳曲酮和氯卡色林为中枢神经受体作用药物。欧盟药品局（EMA）批准可用于肥胖症治疗的药物包括奥利司他、利拉鲁肽、安非拉酮3种。国家药品监督管理局批准用于肥胖症治疗的西药为奥利司他。由此可以看出，官方批准用于减肥的西药中多包括奥利司他。奥利司他作为胃肠和胰腺的脂肪酶抑制剂，通过抑制胃、小肠中脂肪酶的活性，减少食物中脂类物质的消化和吸收，从而达到减肥的目的。但是奥利司他也存在不良反应，如患者服用奥利司他后会出现腹痛、脂肪泻、脂肪便、大便失禁等胃肠道症状，影响日常工作和生活。目前对减肥药物的风险和益处之间的关系尚未作最后评估。因此，西药治疗肥胖症不应用于以美容为目的的减肥。

手术治疗的适应人群为极度肥胖（BMI ≥ 40kg/m^2）或BMI ≥ 35kg/m^{2}合并有严重并发症的肥胖症患者。胃肠道手术和局部去脂术是目前使用较多的手术治疗技术。胃肠道手术包括胃成形术、小肠旁路术等。术后的短期并发症为术后伤口感染、开裂、呕吐等；术后的长期并发症包括肝脏疾病、胆石症、泌尿系结石症、低钾血症、低钙血症、水和电解质紊乱、维生素和微量元素缺乏等。

现今较流行的超声吸脂术是使用较为广泛的局部去脂术，该技术主要是将超声波作用于局部脂肪组织，从而使脂肪乳化。该手术方法相对安全，但若手术操作不当，仍然有脂肪栓塞的风险，同时还存在去脂率低和去除脂肪易还原等问题。

对于单纯性肥胖患者，药物和手术治疗都不是首要的选择。

第三章 中医学对肥胖症的认识和治疗

第一节　中医学对肥胖症病因病机的认识

一、对肥胖症病因的认识

（一）先天禀赋

从根本而言，肥胖症的病因均为不良的环境因素作用于特定的遗传体质。先天禀赋是肥胖症的基本病因。《灵枢·阴阳二十五人》载："土形之人……其为人黄色，圆面，大头，美肩背，大腹……善附人也。水形之人……其为人黑色，面不平，大头，廉颐，小肩，大腹……善欺绐人，戮死。"其中"土形之人"即全身均匀性肥胖的人，"水形之人"即是腹型肥胖之人。朱丹溪在《丹溪心法》中提出"肥白人多湿""肥白人必多痰"，明确指出了肥人多为痰湿之体。《医学实在易》曰："素禀之盛，由于先天。"提示肥胖与先天禀赋有关，与"肾"的关系密切。"肾主水""肾为先天之本"，若先天禀赋不足，肾阳衰微，或后天失养，脾肾俱虚，导致肾阳温煦作用不足及肾对水液的蒸腾气化不利，最终导致水湿不布，聚湿生痰，痰湿留于机体、泛滥肌肤。

（二）饮食不节

饮食不节，嗜食肥甘厚味是肥胖产生的重要外因。摄食过多，脾运不及而致膏脂痰湿积聚，正所谓"肥者令人内热，甘者令人中满"。《针灸大成》提出"极滋味之美，穷饮食之乐，虽肌体充腴，而酷烈之气，内蚀脏腑矣"。《灵枢·逆顺肥瘦》谓："肥人……其为人也，贪于取与。"《素问·痹论》说："饮食自倍，肠胃乃伤。"说明饮食过量、过饱会损伤肠胃功能。《素问·生气通天论》说："味过于酸，肝气以津，脾气乃绝。味过于咸，大骨气劳，短肌，心气抑。味过于甘，心气喘满，色黑，肾气不衡。味过于苦，脾气不濡，胃气乃厚。味过于辛，筋脉沮弛，精神乃央。"说明饮食偏嗜，同样会影响脾胃功能。《脾胃论》曰："胃中元气盛，则能食而不伤，过时而不饥。脾胃俱旺，则能食而肥；脾胃俱虚，则不能食而瘦。"不健全的脾胃导致机体对食物的运化能力减退，不仅不能化生水谷精微营养周身，反而导致不能运化的余赘转为膏脂积于脏腑和皮下，发为肥胖；亦导致不能运化的痰湿也进一步影响气血津液的运转和脾胃的运化功能，加重肥胖。

（三）劳逸失度

运动量过少，生活起居过于安逸舒适，是导致肥胖的一个重要因素。"久卧伤气，久坐伤肉"，过度安逸会导致神疲气乏。气能行津，气机弛缓则化津运湿无力；气为血之母，气衰则生瘀血。《黄帝内经素问集注》曰："脾……主运化水谷之精，以生养肌肉，故合肉。""脾主身之肌肉"，脾又主四肢。适量运动可促进气血津液的运转，维持人体新陈代谢，从而维护脾胃运化功能。《金匮要略·血痹虚劳病脉证并治》提到"夫尊荣人，骨弱肌肤盛"，若运动量不足，则机体膏脂消耗不行，导致肥胖。

（四）情志失调

情志失调，过思、过怒等不良的情志状态，关乎肥胖的形成。"思伤脾"，过思则损伤脾脏，脾伤则运化失健，水湿痰浊膏脂内生；"怒伤肝"，过怒则肝失疏泄，气机郁滞，出现肝郁气滞型肥胖，气滞则精微不布，水停发展为痰饮，痰湿积聚困遏脏腑，使之难以发挥正常的功能。肝郁导致"木不达土"，最终导致脾虚，不能将水谷精微散布周身，发为肥胖。

二、对肥胖症病机的认识

肥胖主要与气虚、痰、湿、瘀有关，本病属于本虚标实之证，本虚主要为脾虚、肾虚；标实主要为痰、瘀、湿、热。病位主要在脾胃，肝、肾、大小肠均有涉及。

（一）肾虚是肥胖症产生的根源所在

"肾为先天之本"，储藏禀赋于父母的先天之精。肾脏对人体的脏腑功能、生长发育起着根本性作用。肾脏为人体脏腑阴阳之本。肾阳是一身阳气之根，具有调节全身脏腑阳气的作用，可谓“五脏之阳气，非此不能发”。肾阴又称元阴或真阴，是一身阴气之本，具有滋养全身脏腑阴气的作用，可谓“五脏之阴气，非此不能滋”。肾精虚乏，可累及肝、脾，导致肝脾功能失调，进而影响气血津液的正常输布，酿生痰、湿、瘀等病理产物而导致肥胖。

“肾者水脏，主津液”，肾脏对人体的津液输布和排泄起着主导作用。肾脏对体内水液的输布、排泄均靠肾气、肾阳的推动。肾气虚衰，肾阳不足则无力对津液进行蒸腾气化，水湿壅塞充填肌肤形体，发为肥胖。

（二）脾虚湿阻是肥胖症产生的重要病机

“脾为后天之本”。《素问・至真要大论》曰：“诸湿肿满，皆属于脾。”脾为阴土，喜燥恶湿，脾不运则易伤阳而生寒湿。《医门法律》说：“肥人湿多。”杨泉曰：“谷气胜元气，其人肥而不寿。”沈金鳌《杂病源流犀烛》曰：“人之肥者气必虚。”肥胖发生的内因，若由脾气不足引起，将导致脾胃运化功能失调，聚生水湿；若因情志失调，损伤肝脾，最终导致脾虚湿阻。外因如饮食不节，过食肥甘厚腻，损伤脾胃，亦将生痰湿之邪；若劳逸失度，伤气伤肉，气血津液运转失调，也将导致脾气虚弱，水湿不化。因此，无论是何种原因导致的肥胖，皆有脾虚湿阻的过程。

（三）气血阴阳失调是肥胖症的病理改变

《灵枢・逆顺肥瘦》云：“年质壮大，血气充盈，肤革坚固……此肥人也……其血黑以浊，其气涩以迟，其为人也，贪于取与。”指明肥人的典型表现是血浊气涩，气血失调。《景岳全书》指出“以肥人多气虚也……肥人者，柔胜于刚，阴胜于阳者也。且肉以血成，总皆阴类，故肥人多有气虚之证。”也说明肥人多气虚，且阴胜于阳，阴阳失衡。《素问玄机原病式》云：“盖人之肥瘦，由血气虚实使之然也，气为阳而主轻微，血为阴而主形体……故血实气虚则肥，气实血虚则瘦。”《素问・阴阳应象大论》云：“阳化气，阴成形。”气为阳，血为阴。血实气虚，阳气不足，阴血有余。肥人阴阳失衡的病理特点是阴偏胜、阳偏衰。《石室秘录》云：“肥人多痰，乃气虚也。虚则气不能运行，故痰生之，则治痰焉。”痰为阴，气为阳，肥人多痰的体质特点同样说明肥人的阴盛阳衰体质。

（四）痰浊瘀血是肥胖症的病理因素

汪昂曰："肥人痰多而经阻，气不运也。"可见痰浊不仅是肥胖症的病理产物，同时也是肥胖症的病理因素。《仁斋直指方论》记载："肥人气虚生寒，寒生湿，湿生痰……故肥人多寒湿，瘦人多热燥也。"说明肥人的体质特点多为寒湿型。《丹溪心法》记载"凡肥白之人沉困怠惰，是气虚""肥白人多湿""肥白人必多痰"。历代医家皆认为痰浊是肥胖症的重要病理因素。亦有医家提到痰湿之肥的治法。清代陈士铎《石室秘录》认为："肥人多痰，乃气虚也。虚则气不能运行，故痰生之，则治痰焉。可仅治其痰哉？必须补其气……而当兼补其命门之火。盖火能生土，而土自生气，气足而痰自消，不治痰正所以治痰也。"言明气虚多痰之肥的治法为补命门之火。东汉张仲景《金匮要略·痰饮咳嗽病脉证并治》载："其人素盛今瘦，水走肠间，沥沥有声，谓之痰饮。"并提出"病痰饮者，当以温药和之"的治疗大法，亦说明温补疗法对治疗肥胖症的重要性。

第二节　中医学对肥胖症的治疗

中医历来重视预防，遵循整体观念，联系自然环境、社会环境等因素进行临床辨证论治、个性化诊疗。中医疗法分为中药疗法和针灸疗法。中药疗法从痰、湿、瘀、气论治，治病求本，调整阴阳。针灸疗法包括针刺疗法、电针疗法、穴位埋线等。通过辨证论治，疏通经络，调节机体的各种代谢功能和内分泌功能，促进脂肪分解，达到减肥降脂的效果。

一、中药疗法

（一）药膳

中医药膳作为一种经久不衰的养生保健方式，在满足人们追求美味食物的同时，也提供对健康的保障，配合合理膳食，体重减轻后不会出现节食所致的头晕、乏力、冒冷汗等不良反应。单纯性肥胖人群的药膳以健脾益气、化痰除湿为主，一般选用茯苓、陈皮、荷叶、赤小豆、薏苡仁、苦瓜等组成饮食方。如早餐配合防己黄芪粥、午餐配合茯苓饼、晚餐配合萝卜饼；脾虚湿盛型食用荷叶茯苓粥或鲤鱼汤；气滞血瘀型食用山楂饮或玫瑰荸荠粥；湿热内聚型食用荷前粥；脾肾两虚型食用羊肉炒大葱或胡桃枸杞粥。

（二）茶饮

中药代茶饮制作方法简便，费用较低，可改善血脂紊乱，无饥饿等不良反应。如冲服由山楂、荷叶、泽泻组成的减肥茶，或自拟“轻身汤”以决明子、番泻叶、荷叶、莲子心、山楂、陈皮、菊花泡茶饮。

（三）中成药

中成药是以中草药为原料，经加工制成各种不同剂型的中药制品，具有方便携带和方便使用的特点。如降脂活血片、乌灵胶囊、朵而胶囊等。

（四）中药方剂

许多单味药具有减肥降脂的作用，如《神农本草经》中记载生大黄“荡涤肠胃，推陈致新，通利水谷，调中化食，安和五脏”。《秘传证治要诀及类方》中记载“荷叶服之令人瘦劣”。目前使用较多的单味药主要有大黄、魔芋、桔梗、葛根、枸杞子、决明子、荷叶等。

中药复方亦可发挥降脂作用。中药复方可针对不同的证型采用辨证施治，针对不同的个体因人制宜。如防风通圣散，方中防风、荆芥、连翘、薄荷等诸药合用，加速脂质代谢，达到减脂的目的。柴胡疏肝散适用于肝郁脾虚型肥胖。轻身消脂汤适用于脾湿中阻型、痰瘀互结型单纯性肥胖，全方共奏健脾除湿、化痰祛瘀之效，使脾虚得健，水湿得除，痰浊得化，瘀血得祛。有面目水肿者，加大腹皮、车前子；有食欲不振，脘腹胀满者，加鸡内金、厚朴；有痰多者，加橘红、半夏。健脾消脂汤适用于脾失健运型单纯性肥胖，宜健脾祛湿、通阳利水，方中重用桂枝醒脾阳，助膀胱气化，以利痰湿，同时重用猪苓、茯苓、泽泻、玉米须、薏苡仁以利水健脾。

二、针灸疗法

针灸疗法凭借其疗效突出、对机体起整体调节作用、改善肥胖相关并发症、操作安全、无副作用等优点，受到广泛关注，已成为治疗单纯性肥胖的重要手段。针灸疗法包括针刺疗法、电针疗法、穴位埋线、耳针法、皮内针法、穴位贴敷法、拔罐法、刮痧法、灸法等。辨证论治是针灸治疗取得疗效的关键，临床通常根据不同的适应证来选择不同的针灸方法进行治疗，所谓“各不同形，各以任其所宜”。

（一）针刺疗法

针刺疗法是以中医理论为指导，运用针刺防治疾病的一种方法。针刺疗法具有适应证广、疗效明显、操作方便、经济安全等优点。

（二）电针疗法

电针疗法目前在针灸疗法中应用最为广泛，采用电针仪代替传统行针手法对针刺部位进行刺激，在保证了针刺疗效的同时，为临床医生带来便捷。电针使用在波形上多以疏密波和连续波为主。

（三）穴位埋线

穴位埋线是针灸疗法的延伸和扩展，融合了针刺、埋针、行针等技术，且治疗时间间隔较长，一般为2周1次。可选用羊肠线、3-0胶原蛋白线、可吸收外科缝线、高分子晶丝线、医用可吸收缝合线等。选穴时充分考虑疾病与脾胃功能的关系，中脘、天枢可调理胃肠，起到健运中焦之效；上巨虚可起到清本经腑热之效。结合诸穴，共奏健脾化湿、泄热消脂之效，有效消除腹胀感，调理胃肠功能。穴位埋线需注意无菌操作。

（四）耳针法

“耳者，宗脉之所聚也”，此乃《灵枢·口问》中对耳的认识，与西医学认为耳穴是通过支配某一区域的整个神经网络共同发挥作用有共通之处，各脏腑组织在耳郭均有相应的反应区，当人体内脏或躯体有病时，往往会在耳郭的一定部位出现局部反应，此时刺激耳部相应的穴位，可调整脏腑功能。耳针法包括毫针浅刺、埋针法、药丸贴压法。耳穴取相表里之肺与大肠以理肺化痰、脾与胃以健脾助运、肾与膀胱以益肾温阳，合用调理冲任、泌别清浊、祛湿降脂；配三焦以疏通调理脏腑功能，宣通上、中、下三焦之气血以豁痰化浊、运化水湿、通调水道；配内分泌以调理气血、冲任，改善失衡的内分泌系统；配皮质下以调节高级中枢神经功能。诸穴合用使机体恢复阴平阳秘的状态。

（五）皮内针法

《素问·皮部论》曰：“欲知皮部以经脉为纪者，诸经皆然。”十二皮部是十二经脉在皮肤上的投影，是人体第一道屏障，与经络气血相通，与内在脏腑相连，构成皮部–络脉–经脉–脏腑系统。因此，皮部既是机体卫外的屏障，又是针灸治疗的场所，故用皮内针在腧穴上施以一定的刺激可达到疏通经络、调整脏腑、运行气血的作用。临床上一般不单独使用。

（六）穴位贴敷法

中药穴位贴敷兼具腧穴和中药的双重作用，直接作用于体表穴位，通过刺激穴位，激发经气，起到活血化瘀、通经活络、消肿止痛、行气消痞、扶正强身的作用；还可使药物透过皮毛腠理由表入里，通过经络的贯通运行，联络脏腑，沟通表里，发挥较强的药效作用。中药可选用制南星燥湿化痰；大黄荡涤肠腑，通腑泄浊，助南星攻逐痰湿；三棱、莪术破气逐瘀；冰片引药穿透皮肤孔窍，以达减肥目的。穴位可选用小肠募穴关元、大肠募穴天枢、胃募穴中脘，通调胃肠；中脘、气海、关元均为任脉穴位，可调理冲任；大横属脾经、水道属胃经，可激发脾胃经气，使脾气得健，水道通调，以化痰湿。

（七）拔罐法

拔罐具有疏通经络、加快气血运行、调节水湿代谢的作用，选用天枢、中脘、大横、滑肉门、带脉、足三里、脾俞、肾俞等穴，共同发挥补益脾肾、调节水湿代谢的作用，能起到良好的减肥效应。临床一般不单独使用。

（八）刮痧法

刮痧治疗单纯性肥胖的理论依据主要是中医的整体观念和经络学说。人体作为一个有机的整体，五脏六腑、四肢百骸等各个部分是内外相通、表里相应、彼此协调、相互为用的整体。当刺激机体的某个部位或者某个部位发生变化时，都会引起相应的全身变化。《灵枢·海论》指出："夫十二经脉者，内属于腑脏，外络于肢节。"经络是运行全身气血、联系脏腑、沟通人体内外环境的通路。皮肤与经络密切相连，刮拭刺激皮部能通过经络传至相应脏腑，对脏腑功能起到调节作用。

（九）灸法

灸法能对生理功能紊乱的肥胖患者达到综合调理，实现标本同治，从根本上对患者的体质进行改变，达到健脾化湿、清热和胃、调和冲任的目的。脾虚湿阻型取天枢、水分、关元、三阴交、丰隆；胃热湿蕴型取内庭、支沟、三阴交、曲池、腹结；冲任失调型取带脉、关元、三阴交、血海、太溪。

在寻求健康减肥方式的过程中，针灸疗法疗效肯定，简便安全，被称为"绿色减肥法"，已成为众多减肥法中最受欢迎的替代疗法之一。如今已有越来越多的单纯性肥胖患者选择针灸疗法来减肥。

第四章 针灸治疗肥胖症的临床机制研究

针灸减肥不仅能降低体重，而且对整个机体有良性调节作用，同时较其他减肥方法具有无不良反应、反弹率低等独特优势，从古至今的临床经验和大量的现代科学研究也证实了针灸治疗单纯性肥胖确有佳效。虽然针灸治疗肥胖症的作用机制尚不明确，但通过长期临床研究发现，针灸可以通过调节肥胖症患者的糖代谢、脂代谢、神经系统、内分泌系统等起到减脂的作用。本章将围绕针灸减肥机制相关的临床试验研究成果，对目前针灸减肥可能的作用机制做一综合概述。

第一节 针灸对糖、脂、水电解质代谢及调节激素的影响

一、糖代谢及调节激素

高胰岛素血症及胰岛素抵抗与肥胖的发生存在一定的相关性。胰岛素是胰岛 β 细胞分泌的一种降糖激素。当进食后，食物被消化吸收成为葡萄糖并进入血液，引起机体血糖浓度升高，刺激胰腺分泌胰岛素，而肌肉、肝脏及脂肪等组织依赖胰岛素摄取血液中的葡萄糖，并以糖原或脂肪的形式储存起来；同时胰岛素还能抑制脂肪组织中的脂肪分解，增强脂肪储积作用。大多数单纯性肥胖患者都发现有血胰岛素增高，即存在高胰岛素血症。这种高胰岛素血症，不仅出现在进食后，而且在空腹时大多数呈升高现象，一旦体重减至正常后，胰岛素水平也恢复正常。

胰岛素抵抗是指肌肉、肝脏及脂肪等组织对胰岛素不敏感，血液循环中正常量甚至高水平的胰岛素都不能引起相关组织细胞正常应答的一种病理现象。

当机体发生胰岛素抵抗时，影响相关组织与胰岛素结合摄取血液中的葡萄糖，致使血糖长时间维持在高水平，机体为降低血糖浓度以维持正常的血糖水平，不断刺激胰腺代偿性地分泌过多的胰岛素，造成高糖血症和高胰岛素血症，而高胰岛素水平又会增加脂肪的储积，加重肥胖。因此，高胰岛素血症及胰岛素抵抗是肥胖的可能发病机制之一。

Cabioğlu等运用电针联合耳穴贴压法（神门、饥点）治疗肥胖症患者，并设安慰组、饮食限制组（每日摄入1450kcal）、针灸治疗组，每日治疗1次，每次持续30分钟。治疗20天后，对血清胰岛素、血糖、C-肽水平进行前后及组间比较发现，与安慰组相比，针灸治疗组和饮食限制组的血糖水平明显下降，并且针灸还可以通过提高血清胰岛素和C-肽水平来降低血清血糖水平。大量临床试验证明针灸疗法可以降低肥胖症患者过高的血糖及胰岛素水平，并可通过纠正患者的胰岛素抵抗状态，提高相关组织、细胞对胰岛素的敏感性，改善血糖代谢，从而减少脂肪的合成，达到减肥的目的。

二、脂代谢及调节激素

脂质是机体储能和供能的重要物质。肝组织是脂肪合成的主要场所，胰岛素可促进肝细胞摄取血液中的葡萄糖合成糖原、脂肪酸及三酰甘油等，并与载脂蛋白、胆固醇等结合形成极低密度脂蛋白（VLDL），合成的VLDL释放入血，转运至其他组织加以利用或转运至脂肪组织储存起来。机体摄入的葡萄糖、脂肪酸、甘油都是合成脂肪的前身物质，这些物质经小肠消化吸收，形成乳糜微粒（CM）进入血液，同时脂肪细胞可产生脂蛋白脂酶（LPL），LPL可促进来自消化道的CM与来自肝脏的VLDL分解，产生脂肪酸，从而促进脂肪细胞对游离脂肪酸的摄取并将其与甘油一起合成三酰甘油，存储于脂肪细胞内，致使脂肪细胞内三酰甘油含量增加，脂肪细胞增大。而脂肪的分解代谢，是在脂肪细胞内相关脂肪酶的作用下，将脂肪分解为脂肪酸及甘油并释放入血供其他组织氧化，经糖异生、三羧酸循环等途径释放能量，供机体所需。

机体发生肥胖时，胰岛素分泌增加，其对代谢的调节作用可表现为促进细胞对葡萄糖的摄取，促进糖原、脂肪酸、三酰甘油、VLDL的合成以及增强LPL的活性，致使脂质大量释放于血液循环中，形成高脂血症；同时增强脂肪的合成，进一步加重肥胖。

一项针对58例青少年肥胖症患者的临床研究发现，在使用耳穴治疗8周后，与对照组相比，青少年肥胖症患者的总胆固醇（TC）水平和低密度脂蛋白胆固醇（LDL-C）水平明显降低。临床试验发现单纯性肥胖患者三酰甘油、胆固醇、低密度脂蛋白（LDL）、VLDL、游离脂肪酸等脂质指标含量均高于正常水平，表明肥胖症患者存在较为明显的脂代谢异常；经耳针、温针灸等针灸治疗后，上述指标明显下降，而高密度脂蛋白（HDL）水平则显著提高，有助于清除多余的血脂。以上研究均表明针灸减肥可以在获效的同时，调节肥胖症患者多种血清脂质的分泌，逆转脂代谢异常，从而达到减脂的目的。

三、水盐代谢及调节激素

肥胖症患者机体脂肪组织所占比重较大，但脂肪组织含水量远少于其他组织，因此全身含水量较正常人低。临床上有些脾肾阳虚型的肥胖症患者，体重在短期内迅速增加，并常伴有饮食消化功能欠佳的表现，因此难以用摄入热量过多解释病因。患者又自觉手、足、颜面水肿，并有下肢肿胀，存在明显的水盐潴留及水电解质代谢紊乱，经治疗后初始几天体重快速下降。因此，治疗此类肥胖症患者，需要在减肥的同时改善水盐代谢以消肿减脂。醛固酮作为一种肾上腺皮质分泌的调节血容量的激素，可以通过调节肾脏对钠离子及水分的重吸收，维持水盐平衡。

研究发现单纯性肥胖伴水肿的患者血钠（Na^+）、醛固酮高于正常人水平，而血渗透量、血钾（K^+）低于正常人水平，表明患者体内存在水钠潴留；针刺治疗后，对患者的水盐代谢起到了明显的改善作用，醛固酮水平下降，抑制肾小管的重吸收作用，Na^+回降、K^+回升、血渗透量回升，逆转了患者体内的水钠潴留状态，得以有效的消肿减脂。此外，马小平研究发现脾肾阳虚型肥胖症患者存在不同程度的肾功能损害并有水盐代谢异常，其肌酐清除率明显降低，血清尿素氮高于正常水平，经针灸治疗后患者肾功能及钠、钾等指标均得到改善，可见针灸对肾功能和水盐代谢起到良性调整作用。

第二节　针灸对神经、内分泌系统的影响

一、自主神经系统

自主神经系统，又称植物神经系统，分为交感神经系统和副交感神经系统，

二者在功能上相互拮抗，又相互辅助，共同控制着体内各器官系统的平滑肌、心肌、腺体等组织的功能，如心脏搏动、呼吸、血压、消化和新陈代谢，并且这种对相应效应器官的调整作用是通过去甲肾上腺素（NA）、多巴胺（DA）及乙酰胆碱（Ach）等神经递质而实现的。自主神经系统对人体活动、摄食及各种物质代谢的调节失常与肥胖的发生存在一定的相关性。自主神经的生理功能及神经递质的浓度可反映自主神经的功能，如收缩压、舒张压、口腔温度和NA、DA可反映交感神经的功能；唾液分泌量、心率和呼吸的快慢和唾液淀粉酶（S-Am）、乙酰胆碱酯酶（AchE）的活性等可反映副交感神经的功能；自主神经功能指数（Y值）可显示自主神经的综合平衡状态。

刘志诚等通过研究72例单纯性肥胖患者，发现患者的收缩压、Y值明显低于正常水平，并且血中酪氨酸（Try）、NA浓度也明显低于正常水平，说明交感神经功能受到抑制而副交感神经功能亢进；在运用耳体针结合疗法对患者进行1个月的治疗后，患者Y、Try、NA、DA和高香草酸（HVA）浓度均显著升高，而S-Am、AchE活性下降，提示针灸可以增强交感神经的功能，减弱副交感神经的功能，使自主神经功能恢复正常，并且上述指标的变化与减肥疗效有关，说明针灸可以通过调节自主神经功能进而达到减肥的目的。

二、内分泌系统

内分泌系统是神经系统以外的另一重要调节系统，是负责调控体内各种生理功能正常运作的两大控制系统之一，由内分泌腺和内分泌组织组成。内分泌系统和神经系统协调配合，共同调节、维持机体内环境稳态（动态平衡状态）。

（一）肾上腺素、NA等

内分泌系统可分泌诸如肾上腺素（AD）、NA、促肾上腺皮质激素（ACTH）、甲状腺素（T_4）、胰岛素、醛固酮等激素进而对机体产生提高神经系统兴奋性、促进生长发育、提高基础代谢率等作用。当内分泌系统出现紊乱时，便容易发生肥胖等代谢性疾病。现代研究认为神经内分泌功能异常在肥胖发生发展的病理过程中发挥了重要作用，内分泌紊乱已被广泛认为是单纯性肥胖的重要致病因素。

相关临床研究表明，未接受任何治疗的肥胖症患者表现出较高的明显内分泌紊乱和复杂的内分泌代谢机制。刘志诚等在使用耳体针结合疗法治疗718例胃肠实热型单纯性肥胖患者的临床试验中发现，肥胖患者的NA、AD、ACTH、T_4、唾液皮质醇（SCS）、环磷酸腺苷（cAMP）、基础代谢率（BMR）等指标均低于正常水平，表明患者存在神经、内分泌调节功能方面的异常；针灸治疗1个月后，患者NA、AD、ACTH、T_4、SCS和生长激素（GH）等具有激活脂肪酶功能的激素以及cAMP均较前回升，BMR较前亦有提高，提示针灸对患者的下丘脑-垂体-肾上腺皮质系统和交感-肾上腺系统存在正向调节作用，从而促进脂肪的动员分解，提高自身对于能量的消耗。其中cAMP作为细胞信号传导的第二信使，是细胞内参与调节物质代谢和机体生理功能的重要活性物质，对糖代谢、脂代谢、核酸及蛋白质的合成调节等起着重要的作用，研究发现cAMP可以通过激活蛋白酶进而激活脂肪酶，从而促进脂肪动员。

（二）瘦素

瘦素（Leptin，LP）是一种由脂肪组织分泌的蛋白质类激素，具有调节脂肪、糖、能量代谢的作用，其作用主要体现在3个方面：一是抑制食欲，促使机体减少摄食；二是LP可作用于中枢，增加交感神经活性，使大量贮存的能量转变成热能释放，增加能量消耗；三是直接抑制脂肪合成，减少脂肪沉积，并促进其分解。LP与脂肪组织密切相关，LP的缺乏常会导致肥胖的发生。然而研究表明仅有少部分单纯性肥胖患者血LP水平低下，大多数肥胖患者往往存在高瘦素血症。此类肥胖症患者的高瘦素血症成因与胰岛素抵抗类似，是由于机体对LP不再敏感，即存在LP抵抗现象，致使LP相对不足，而导致机体分泌过多的LP，形成高瘦素血症。此外，LP与胰岛素密切相关，胰岛素可促进LP的分泌，反过来LP对胰岛素的合成、分泌发挥负反馈调节作用。研究显示机体外周存在“脂肪-胰岛轴”，正常情况下LP与胰岛β细胞内LP受体结合产生抑制胰岛素分泌的作用，然而在发生肥胖的病理状态下，胰岛β细胞可能由于LP受体对LP的不敏感性，而致“脂肪-胰岛轴”紊乱，LP不能有效地抑制胰岛β细胞分泌胰岛素，导致高胰岛素血症，高胰岛素血症与LP的不敏感性使瘦素与胰岛素呈正反馈，从而加速高瘦素血症，而高瘦素血症又能使脂肪合成减少，分解增加，从而产生大量游离脂肪酸，进而引发胰岛素抵抗，因此肥胖症患者胰岛素抵抗与LP抵抗常并存。

徐炳国等利用耳体针结合治疗单纯性肥胖，同时观察治疗前后患者血糖、胰岛素、LP及胰岛素敏感性指数等指标，发现治疗前患者血清胰岛素及LP含量明显高于正常水平，而胰岛素敏感性指数则显著低于正常水平，说明患者同时存在胰岛素抵抗及LP抵抗；经针灸治疗后，患者体重、胰岛素、血清LP明显下降，胰岛素敏感性指数明显回升，提示针灸治疗可改善高胰岛素血症及高瘦素血症，逆转胰岛素抵抗及LP抵抗状态。王佳捷等为探究电针及穴位埋线减肥的作用机制，分别对45例患者进行相应的治疗，观察两组患者治疗前后空腹血清LP、胰岛素水平变化，并分析其与BMI变化的相关性，结果发现治疗后两组患者空腹血清LP、胰岛素水平及BMI均较治疗前降低，电针疗法和穴位埋线疗法均能够良性调节肥胖症患者空腹血清LP、胰岛素水平，纠正LP抵抗及胰岛素抵抗，且BMI的变化均与血清LP、胰岛素的变化呈正相关。虽然目前研究已经明确LP与针灸减肥机制密切相关，但是其发生和作用机制仍需进一步研究。

（三）神经肽Y

神经肽Y（NPY）是人脑中最丰富的神经肽之一，是调节营养摄入和代谢的主要激素，其作为主要神经肽影响着昼夜节律、应激反应及新陈代谢等诸多生理过程。NPY是一个刺激食欲的神经肽，现代研究表明NPY与增加食物摄入量相关，可促进肥胖和代谢综合征的发展。此外，研究发现NPY可以通过增加糖皮质激素（应激激素）效应而产生的应激反应促进腹型肥胖和脂肪血管的生成。

Liang等在一项对脾虚湿盛型单纯性肥胖患者的研究中发现，采用低频电针治疗30次后，患者体质量、BMI、F%及血清LP、NPY含量与治疗前的水平相比明显降低。因此，针灸可能是通过抑制NPY的分泌，减少食物摄入达到降低体重的效果。

（四）Nesfatin-1

Nesfatin-1是一种由Nucleobindin Ⅱ（NUCB2）产生的下丘脑多肽，主要分布于下丘脑，如室旁核、弓状核、视上核、下丘脑外侧区等，同样在外周胃、小肠、肝、脂肪、胰腺等组织中较高表达，与抑制食欲、减少摄食、减少脂肪沉积、调节胰岛素分泌等有关，是一种摄食调节激素。

一项基于64例肥胖症患者的研究结果表明，经针灸治疗后，患者的BMI、腰围、臀围均明显降低，Nesfatin-1水平升高，说明针灸通过调节Nesfatin-1水平，进而影响脂肪及能量代谢。

第三节　针灸对消化功能的影响

一、影响摄入及消化功能

消化系统的摄入及消化功能直接影响着机体的能量代谢情况。消化系统功能异常，尤其是胃肠功能受损所导致的能量吸收及代谢失衡是肥胖发生的重要影响因素。肥胖症患者往往会表现为食欲亢进及消化吸收功能亢进，有研究表明胃肠实热型肥胖症患者体内胰岛素、空腹血糖、游离脂肪酸等影响摄入的指标含量均明显高于正常水平，而参与消化功能调节的一些活性物质同样表现异常，如5-羟色胺（5-HT）、组胺（HA）水平升高，而前列腺素E_2（PGE_2）水平降低，S-Am、血清胃蛋白酶（SPG）、血清淀粉酶（B-Am）等影响消化吸收功能的指标的水平均高于正常水平；针灸治疗1个月后，一方面胰岛素、空腹血糖、游离脂肪酸水平明显下降，利于抑制患者亢进的食欲；另一方面5-HT、HA水平降低而PGE_2水平回升，利于抑制患者亢进的消化吸收功能，其调节机制可能是抑制胃酸分泌和结肠收缩活性，进而使食欲和胃肠消化功能恢复正常。

此外，现代研究发现下丘脑存在调控摄食行为的中枢，下丘脑外侧为摄食中枢（LHA），下丘脑腹内侧核为饱中枢（VMH），二者相互拮抗，保持平衡，以维持适度的能量摄入量。针刺能抑制肥胖症患者摄食中枢过度的兴奋性，降低食欲进而延缓肥胖发生。

二、影响胃电活动

胃的运动及排空时相对机体饮食的摄入、食欲和消化功能有着重要的影响，因而研究胃动力及其排空时相特点可间接反映消化功能的情况。胃肠实热型（胃肠腑热型、胃火亢盛型）肥胖症患者常有消谷善饥的临床表现，即消化功能亢进、食欲旺盛，反映到胃部则表现为胃运动亢进、胃排空加快。此类患者往往进食后不久便有饥饿感，有较强的进食欲望，如此则必然会导致机体摄入过量的热量，从而加重肥胖。研究发现非侵入性的体表胃电图（EGG）可以以胃部电信号的频率、振幅等特征反映胃的运动状况及排空状态，因此胃电图可以较为可靠地间接反映出患者的消化功能状况。

一项使用针灸疗法治疗33例单纯性肥胖患者的临床试验显示，与正常人相比，单纯性肥胖患者空腹体表胃电图的振幅较大，进餐后胃窦部胃电振幅的增高较明显，提示肥胖症患者的胃处于一个较高的基础活动水平，可加速胃的排空，减弱饱腹感，增强进食欲望；针刺治疗一段时间后，患者的空腹胃电振幅降低，且餐后胃电振幅的增高明显延迟，易饥感减轻或消失，食欲回至正常，表明餐后胃排空延迟，使胃肠功能亢进的状态得到抑制，机体原有的能量摄取超过能量消耗的状况得到改善，肥胖得以减轻。此外，针刺可诱导肥胖症患者餐后饱腹感-血压-谐波变异性反应，减少食物摄入和增加能量消耗，通过调节胃肠功能使能量的摄入与消耗达到平衡。因此，抑制或延迟肥胖症患者亢进的胃部活动，延缓胃排空，降低食欲，改善能量摄入情况，可能是针灸减肥的重要作用机制之一。

三、调节肠道菌群

肠道菌群是指在人体消化道内生存的数量异常庞大的微生物复杂群落，是机体微生物环境的重要组成部分。正常的肠道菌群对机体消化吸收、能量获取、物质代谢等功能起着非常重要的促进作用，如双歧杆菌、乳酸杆菌等能合成多种生长发育所必需的维生素（B族维生素、维生素K等），还能利用蛋白质残渣合成必需氨基酸（天冬氨酸、苯丙氨酸、缬氨酸、苏氨酸等），并参与糖类和蛋白质的代谢，同时还能促进铁、镁、锌等矿物元素的吸收。饮食结构及进食方式的改变可引起肠道菌群分布及多样性发生变化，进而易造成肠道菌群紊乱；当机体无法纠正时，体内微生物环境平衡被打破，便会引起消化吸收功能障碍、代谢紊乱等问题，甚至产生各种有害物质，导致炎症性肠病、结肠癌、伪膜性肠炎、皮疹、哮喘、肥胖、糖尿病等疾病的发生。

以往研究发现，肥胖与肠道菌群失调密切相关，以BMI为标准，肥胖人群肠道中拟杆菌属（类杆菌属）的数量明显高于消瘦人群，且随着BMI平均值的升高，大肠埃希菌、乳酸杆菌和双歧杆菌数量呈下降趋势，尤其以大肠埃希菌和乳酸杆菌最为明显。据文献报道，肥胖症患者和非肥胖症患者的肠道菌群组成存在差异，发现肥胖症患者的微生物基因种类丰富度较非肥胖症患者明显偏低，而微生物基因丰富度较低会表现出代谢障碍，使得肥胖症患者的体重更容易增加。而国内有学者研究发现针刺治疗后肥胖症患者肠道菌群中需氧菌总数、肠球菌、厌氧菌总数均显著减少，类杆菌明显增加，提示针刺治疗可以通过调节肥胖症患者肠道菌群的分布特征，进而间接影响胃肠道的消化吸收功能，改善肥胖症患者的代谢功能。因此，针灸治疗肥胖症的机制之一可能是通过纠正肠道菌群紊乱，恢复机体微生态环境的动态平衡，改善其异常的代谢功能，从而达到减肥之效。

第四节 针灸对炎症反应的影响

炎症反应是指具有血管系统的活体组织对致炎因子及局部损伤所发生的以防御性为主的反应，是先天免疫系统为清除有害刺激或病原体及促进修复的保护措施。现代研究认为肥胖症患者体内往往存在着慢性低度炎症反应，这种炎症反应表现为肿瘤坏死因子-α（TNF-α）、白介素-6（IL-6）和单核细胞趋化蛋白-1（MCP-1）等炎症介质水平升高，进而干扰到胰岛素的信号通路，引起胰岛素抵抗。此外，脂肪组织也是炎症介质的主要来源组织，可分泌TNF-α、IL-6、C反应蛋白（CRP）等炎症介质。李永红等研究发现，炎症介质在单纯性肥胖患者中表达水平较高，其中促炎因子如TNF-α及IL-6的分泌与脂肪细胞的大小密切相关。

有研究对肥胖症患者的中脘、天枢、气海、关元、支沟、丰隆、足三里等穴进行针刺治疗，隔日1次，10次为1个疗程，3个疗程后发现，三酰甘油、总胆固醇及低密度脂蛋白（LDL-C）水平与治疗前相比均显著下降，而高密度脂蛋白（HDL-C）水平则明显升高，并且TNF-α、CRP及IL-6水平较治疗前均显著下降，表明针刺可改善患者的脂质代谢及降低炎症介质的表达水平，提示脂质代谢与炎症反应存在相关性，其机制可能是针刺通过纠正患者的血脂代谢异常，抑制脂肪的合成，进而降低炎症介质的表达水平，改善炎症反应，而炎症反应的改善可对肥胖症患者的胰岛素抵抗起到正向调节作用，从而形成一个良性循环。

第五节 针灸对氧化应激反应的影响

氧化应激是由体内活性氧类（ROS）清除和生成之间的不平衡导致体内蓄积过量的ROS，引起分子、细胞、组织氧化损伤的病理过程。ROS的过度生成通常会导致蛋白质、脂质和核酸的损伤，有研究表明氧化应激可能是肥胖发生的一个重要机制。此外，保护组织细胞免受过量ROS造成潜在损害的抗氧化物，如过氧化氢酶（CAT）、谷胱甘肽（GSH）、超氧化物歧化酶（SOD）和谷胱甘肽过氧化物酶（GSH-Px）等都会随着肥胖的加重而降低。也有研究发现过量的ROS也可能成为与炎症和细胞凋亡相关的信号分子。因此，增加抗氧化物或减少氧化应激反应可能是治疗肥胖的有效方法。

促氧化-抗氧化物平衡值（Pro-oxidant Antioxidant Balance，PAB）是一项能有效评估促氧化剂负荷与抗氧化剂能力的综合检测指标，可对机体氧化应激反应的状况进行量化。在一项随机对照试验中，研究者对98例肥胖受试者进行电针联合饮食控制疗法治疗，同时观察体重及血清PAB的变化和分析二者之间的关系，并选取98例肥胖受试者采用假针刺联合饮食控制疗法作为对照，电针疗法选取天枢、维道、中脘、水分、关元、三阴交，实证加用曲池、丰隆，虚证加用气海、阴陵泉，其中天枢、维道接两组电针，疏密波，30~40Hz，20分钟，每周2次；治疗12周后，与对照组相比，治疗组体重减轻，且血清PAB明显下降，对照组则反而升高，提示PAB与体重呈正相关关系，针刺治疗可以在降低患者体量的同时，显著降低血清PAB。肥胖症患者的血清PAB偏高，可能与单纯性肥胖引起的氧化应激状态增强有关。因此，针灸降低肥胖症患者的血清PAB，减弱机体的氧化应激反应，可能是其改善肥胖的重要机制之一。

针灸减肥疗效显著，其作用机制涉及糖、脂、水盐等物质代谢、神经系统、内分泌系统、胃肠消化功能、炎症反应、氧化应激等多个方面。然而针灸减肥的现代机制研究多以动物实验研究为主，临床试验研究稍显不足，望今后能将动物实验成果更多地延伸到临床试验上加以论证，提高相关作用机制的外推性和临床适用性，进而探索出更多可行及可信的针灸减肥作用机制，以便更好地提升针灸减肥的疗效。

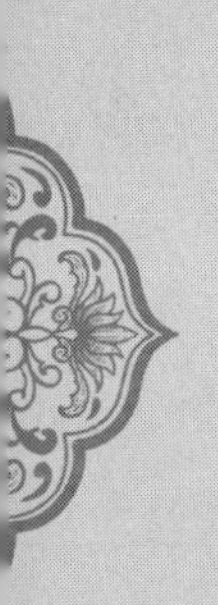

第五章 针灸治疗肥胖症的临床经验

第一节 针灸治疗肥胖症的古代经验

纵观古代医籍文献，虽未将肥胖症作为疾病进行专篇论述，但其散见于历代典籍之中，如《礼记》有“肤革充盈，人之肥也”，《淮南子》有“坚土人刚，弱土人肥”，《说文解字》有“肥，多肉也，胖，半体肉也”，皆说明肥胖之人常肌肉充盈且多于常人。古人对肥胖的称谓主要有“肥人”“肥贵人”“脂人”“肉人”“肥白人”“肥白之人”等，元代正式出现肥胖一词。古人对肥胖的认识不断深化，尤其是痰湿病机的提出为后世研究肥胖症的证治规律提供了纲领性的指导意见。

一、肥胖症及相关证候的认识

《灵枢·卫气失常》曰：“伯高曰：膏者，多气而皮纵缓，故能纵腹垂腴，肉者，身体容大。脂者，其身收小。”《灵枢·逆顺肥瘦》云：“此肥人也。广肩腋项，肉薄厚皮而黑色……”《金匮要略·血痹虚劳病脉证并治》指出：“夫尊荣人，骨弱肌肤盛……”《临证指南医案》曰：“若其人色白而肥，肌肉柔软者，其体属阴。”《察病指南》曰：“人肥则脉沉。”《订正太素脉秘诀》曰：“肥壮人宜沉细脉。”《四诊抉微》云：“人肥白，脉多沉弱而濡，或滑，以形盛气虚，多湿痰故耳。”又曰：“肥盛之人，气居于表，六脉常带浮洪。”《诊脉三十二辨》曰：“瘦人脉健，肥人脉沉……肥人多湿，故脉沉。”指出肥胖之人因形盛于外，气虚于内，痰湿聚于体内发为肥胖。曹炳章在《彩图辨舌指南》中曰：“骨骼筋肉均肥大，全身富于脂肪，颜大而白……其舌质阔厚而长，尖端平圆，色淡红而白，舌面常有白腻垢苔。”认为高体重者舌体胖大，舌色偏淡，舌苔滑腻，苔色或白或黄。

肥胖与消渴密切相关。《素问·通评虚实论》曰：“凡治消瘅、仆击、偏枯痿厥、气满发逆，肥贵人，则膏粱之疾也。”《素问·奇病论》曰：“此人必数食甘美而多肥也，肥者令人内热，甘者令人中满，故其气上溢，转为消渴。”宋代《圣济总录》记载：“消瘅者膏粱之疾也，肥美之过积为脾瘅，瘅病既成，乃为消中。”明代张景岳《类经》指出：“高梁，膏粱也。肥贵之人，每多厚味，夫肥者令人热中，甘者令人中满，热蓄于内，多伤其阴，故为此诸病。”王孟英《温热经纬》记载：“舌上白苔黏腻，吐出浊厚涎沫，口必甜味也，为脾瘅病，乃湿热气聚，与谷气相搏，土有余也。盈满则上泛，当用省头草，芳香辛散以逐之则退。”

热侵阳分，最易感发痈疡之邪。《备急千金要方》曰：“其人本黑瘦者易治，肥大肉厚赤白者难愈……肥人肉软，肉软则受疾至深，难愈也。”《疡医大全》曰：“夫肥人多湿、多痰、多气虚，形体外实者，外虽多肉，其实内虚，凡体丰气虚之人，疮疡故多痈。”《医宗金鉴·外科心法要诀》曰：“疥生上体多者，偏风热盛；下体多者偏风湿盛。肥人多风湿，瘦人多血热，详辨治之。”

《四诊抉微》曰：“肥人多中风，以形厚气虚，难以周流，而多郁滞生痰，痰壅气塞成火而多暴厥也。”形盛气虚则脉络空虚，风邪乘虚入中经脉，以致气血痹阻；又因脾虚生痰，痰浊停滞，郁而化热，热盛生风，气血随之逆乱，气血痰火阻络蒙窍，而成中风，是属内风。《证治汇补》曰：“肥人多痰，瘦人多火。煎熬津液，凝结壅蔽，以致气道不利，蓄积成热，热极生风，亦致僵仆，故曰类中。”可见，多痰或多火均可使痰液蓄积化热，热盛生风，风火痰热，横窜经络，蒙蔽清窍，以致猝然僵仆倒地，并见㖞僻不遂等症。

胞脉主冲任之血，冲脉为五脏六腑之海，月经之本，故痰浊、膏脂、瘀衃壅滞冲任胞宫，胞脉胞络闭阻致月信不调、不孕。《丹台玉案》曰：“其有肥白妇人，月事不通者，必是湿痰与脂膜壅塞之故也。”《寿世保元》云：“肥盛妇人，经水或二三个月一行者，痰盛而躯脂闭塞经脉，以导痰汤加芎、归、香附、苍术、白术。”《万氏妇人科》言：“挟痰者，痰涎壅滞，血海之波不流。故有过期而经始行，或数月经一行，及为浊、为带、为经闭、为无子之病。”《丹溪心法》云：“若是肥盛妇人，禀受甚厚，恣于酒食之人，经水不调，不能成胎。”

《傅青主女科》云“妇人有身体肥胖，痰涎甚多，不能受孕者……然徒泄水化痰，而不急补脾胃之气，则阳气不旺，湿痰不去，人先病矣。”《医宗金鉴·妇科心法要诀》云：“或因体盛痰多，脂膜壅塞胞中而不孕。”可见“痰浊”与肥胖、月经不调、不孕息息相关。

此外，肥胖还与其他疾病密切相关。《素问·风论》曰：“风气与阳明入胃，循脉而上至目内眦，其人肥则风气不得外泄，则为热中而目黄。”风气客于阳明，则内入于胃，胃居中焦，其脉上行系于目系，人肥则腠理致密，邪不得泄，留为热中，故目黄。《古今医案按》云：“肥人头痛，多是湿痰。”《医学入门》曰：“大概肥白人多湿痰滞于上，火起于下，痰因火而上冲，所谓无痰不作眩者是也，治宜以痰为主，兼补气降火。”《医学原理·眩晕门》曰：“若肥白人，多是气虚挟痰而动，乃丹溪所谓无痰不能作眩是也。”《医学原理·疳症门》曰：“疳者，甘也，肥甘之病也。”《医学原理·湿门》曰：“凡肥白人，沉困睡怠惰，多是气虚受湿。”《医方集宜·肿满门》曰：“肥白人腹胀者是气虚有痰。”《古今医统大全》曰：“肥白人腹痛多是气虚湿痰，宜半夏、人参、二术。”《丹台玉案·痰门》云：“生于脾多四肢倦怠，或腹痛肿胀泄泻，其脉缓，肥人多有之，名曰湿痰。”以上均指出肥胖之人多有痰湿。

二、治疗经验

《金匮要略》中提出：“病痰饮者，当以温药和之。”痰湿为阴邪，遇寒则凝，得阳则行，得温则化。故当扶助阳气，使痰化为饮，饮化为气，气化为水，使潜伏在膏内的痰湿之邪得以祛除。《仁斋直指方论》云：“肥白人多湿，少用乌附行经是也。”因肥白之人气虚多湿，过用温燥之药导致化火伤阴，引起肝风内动。

《医学正传》曰：“人肥白而作眩者，治宜清痰降火为先，而兼补气之药。”《续名医类案》曰：“肥人气虚，亦当补气。”《医学原理·头痛门》曰：“如肥人头痛，多是湿痰，前方加半夏、苍术、白术。”《医学原理·怔忡惊悸门》曰：“怔忡惊悸之症，肥人多是痰火冲心，瘦人多是心血不足。故在肥人，宜理气导痰为先；在瘦人，当补血养心为要……治肥人气虚挟痰惊悸。治宜补气豁痰为主，安神定气为标。”《医学原理·痞满门》曰：“如肥人心下痞者，多属湿痰，宜以苍术、半夏、陈皮、砂仁、茯苓、滑石之类。”《医学原理·痛风门》曰：“如肥人肢节痛，多是风湿与痰饮流注经络作痛者，宜南星、半夏为主。”

《医学原理·月经门》曰："如肥人躯脂满致经闭者，以导痰汤加芎、归、黄连。不可服地黄，恐其性滞泥膈。如欲用，必须以姜汁制拌。其肥人多无子者，盖由痰与脂膜遮蔽子户不得受精之故，亦宜服前煎药。"《傅青主女科》言："治法必须以泄水化痰为主。然徒泄水化痰，而不急补脾胃之气，则阳气不旺，湿痰不去，人先病矣。乌望其茹而不吐乎？方用加味补中益气汤。"《张氏医通》云："大率妇人肥盛者，多不能孕，以中有脂膜闭塞子宫也。虽经事不调，当与越鞠、二陈抑气养胃之类……子户虚寒不摄精者，秦桂丸最当。妇人多有气郁不调，兼子脏不净者，加味香附丸，男服聚精丸。若因瘀积胞门，子宫不净，或经闭不通，或崩中不止，寒热体虚而不孕者，局方皱血丸为专药。"《张氏医通》云："肥盛饮食过度而经水不调者，乃是湿痰，宜苍术、半夏、茯苓、白术、香附、泽泻、芎、归。躯脂满而经闭者，以导痰汤加川连、川芎。"《竹林女科证治》曰："肥人气虚生痰，多下白带。宜服柴术六君汤，兼苍附导痰丸。"故治疗原则为运脾、祛痰消脂化膏、行气活血祛瘀。

第二节　针灸治疗肥胖症的现代经验

伴随着生活水平的提高和饮食结构的改变，肥胖患病率也迅速增高。肥胖不仅影响形体美，而且危害健康，引起诸如高血压、高血脂、脂肪肝、糖尿病、内分泌紊乱、月经失调、不孕症等一系列并发症，肥胖及并发症的防治已成为各界关注的热点，也是医学界面临的重大课题，与此同时各种减肥方法应运而生。针灸减肥以其独特的疗效、安全方便等优势，逐渐受到人们的重视。在针灸治疗肥胖症方面，江苏省中医院艾炳蔚教授、南京中医药大学刘志诚教授、湖北省中医院周仲瑜教授等专家教授带领其团队经过十几年甚至几十年的临床实践和研究，取得了诸多疗效显著的成果，本节将基于各位专家已公开发表的文献资料，对其中具有特色且疗效显著的针灸减肥方案进行总结。

一、江苏省中医院艾炳蔚教授

艾炳蔚教授从2000年初便从事针灸治疗单纯性肥胖的临床实践和研究，积累了丰富的临床经验，研究成果丰硕，善于运用电针结合低能激光照射疗法治疗肥胖症。艾炳蔚教授认为，多数单纯性肥胖患者的病机为痰湿偏盛、阳气虚衰，主要与脾、胃、肾脏腑功能异常相关，强调以健运脾胃、温阳补虚之法治之。治疗常选用足太阴脾经及足阳明胃经穴位，如中脘、水道、关元、天枢、大横、腹结、带脉、丰隆、足三里、三阴交等，结合辨证分型加以配穴。并考虑到肥胖症患者脂肪丰厚，穴位敏感性较差，故应用电针结合低能激光照射疗法：选用光电治疗仪，行一定补泻手法得气后，于天枢、中脘/大横连接电针，疏密波，并将激光输出头置于神阙或局部脂肪较多的部位，伴脂肪肝者可置于肝区，循环波（疏密波）。电针及低能激光照射强度均以患者耐受为度，每次30分钟，每日1次，10次为1个疗程，共治疗3个疗程。上述治疗方案经教授及其团队多年临床试验证实，疗效肯定。并且在研究中还发现，对于单纯性肥胖伴高脂血症或脂肪肝患者同样疗效显著，因其能对总胆固醇、三酰甘油、内脏脂肪、脂肪肝的临床症状等指标产生不同程度地改善。

艾炳蔚教授认为电针可加强穴位本身的功效，同时有节律地振动，亦加速局部脂肪分解；还可激发腧穴的电特性与人体生物电的耦合作用，改善组织供血供氧；而脉冲电刺激对消化系统有明显的良性调整作用，可通过自主神经调节胃肠蠕动和消化液的分泌，能抑制肥胖症患者旺盛的食欲，减少消化液的分泌，加快肠蠕动，从而减少摄食量，减少小肠过度吸收营养物质，加快代谢物排泄。而激光照射不仅可以通过能量刺激穴位处神经末梢及相关神经感受器，激发人体相关系统的调节作用，如抗炎、增加局部血流灌注、加快新陈代谢，同时也能利用激光的穿透特性直达深层组织，加速脂肪分解，促进脂肪代谢。

在辨证配穴上艾炳蔚教授并不拘于目前临床常用的依据辨证分型进行配穴，其认为目前的辨证分型容易被其他疾病所表现出的症状体征所掩盖，从而作出偏离肥胖本质的证型判断，继而影响减肥疗效。因此，艾炳蔚教授主张应用中医体质学说，从辨体质整体出发，针对不同体质类型的患者配以不同的穴位，如在主穴基础上，痰湿质配丰隆、阴陵泉；湿热质配内庭、曲池、阴陵泉；气虚质配脾俞、气海（灸）；阳虚质配命门、关元、肾俞（灸）；血瘀质和气郁质配太冲、膈俞、血海。通过从整体调理患者的体质，使其达到体态匀称、阴平阳秘的平和质状态。

二、南京中医药大学刘志诚教授

刘志诚教授从1989年开始进行针灸减肥相关研究，30多年间刘志诚教授、徐斌教授及其团队完成了大量基础理论研究及临床试验研究，为针灸治疗肥胖症的学术发展做出了很大贡献。刘志诚教授善用耳穴，常联合体针及耳针治疗单纯性肥胖，并对治疗肥胖并发高脂血症、高血压、围绝经期综合征、经前期紧张综合征等亦有深刻的体会。

刘教授认为肥胖病因病机为本虚标实，脾肾虚为本，湿痰瘀为标，胃热气滞、三焦气化失常贯穿随行，据此将单纯性肥胖（无并发症）分为胃肠实热型、脾虚湿阻型、肝气郁结型3种常见证型。采用耳体针结合疗法辨证论治：胃肠实热型体针多用泻法，主穴选内庭、曲池、小海、二间、上巨虚，配中脘、前谷、大肠俞、支沟等；耳针主穴取饥点（图5-2-1）、胃、小肠、大肠、三焦、内分泌，配脾、肺、神门、心、膀胱等。脾虚湿阻型体针多用平补平泻法，主穴选阴陵泉、足三里、三阴交、中脘、丰隆、脾俞，配水分、气海、足临泣、太白、百会、太阳等；耳针主穴取脾、胃、膀胱、肾、三焦、内分泌，配肺、皮质下、交感、神门等。肝气郁结型体针主用泻法，主穴取太冲、期门、膻中、支沟、三阴交，配曲泉、阳陵泉、行间、肝俞等；耳针主穴选肝、胆、内分泌、神门、皮质下，配三焦、子宫、卵巢、内生殖器、交感等。体针每次30分钟，隔日1次，耳针两侧交替，主穴每次必取，配穴酌情考量，治疗的疗程越长疗效越显著，远期疗效也越持久。

当肥胖出现并发症时，刘教授认为此时证治较为复杂，需将本病及并发症的情况综合考量，调整辨证论治方案：如并发高血压病时，常伴眩晕、头痛等症，其症多因风火痰瘀扰乱清窍或气血亏虚清窍失养所致，病位在肝，可分为痰湿壅盛型、肝火亢盛型、阴虚阳亢型、肝郁脾虚型、阴阳两虚型5种常见证型。痰湿壅盛型，体穴取阴陵泉、足三里、中脘、丰隆、太白等，耳穴取脾、肺、肾、三焦等；肝火亢盛型，体穴取行间、侠溪、太冲、风池、阳陵泉、丰隆等，耳穴取外鼻、内分泌、皮质下、肝、胆、降压沟（图5-2-2）、三焦等；阴虚阳亢型，体穴取肝俞、肾俞、太溪、太冲、照海、风池、百会、气海、太阳等，耳穴取肝、肾、降压沟、三焦等；肝郁脾虚型，体穴取期门、膻中、太冲、太白、足三里、三阴交等，耳穴取外鼻、肝、胆、降压沟、脾、胃、三焦、内分泌、皮质下等；阴阳两虚型，体穴取肾俞、命门、太溪、足三里、阴陵泉等，耳穴取肾、肝、降压沟、内分泌等。伴有经前期紧张综合征、高脂血症等并发症的辨证论治思路同理。

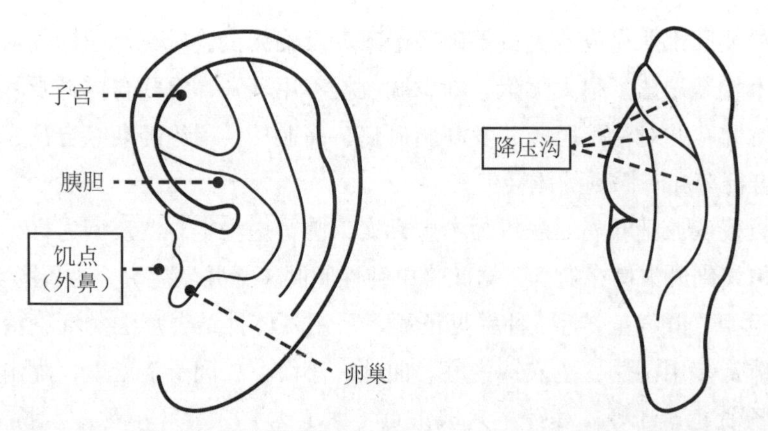

图5-2-1 耳穴定位示意图（耳郭正面） 图5-2-2 耳穴定位示意图（耳郭背面）

耳体针结合疗法除应用传统毫针及耳针外，徐斌教授及其团队在刘志诚教授的研究基础上及临床实践中也不断探索了诸如电针、揿针、温针灸、手捻针法、叩刺法等其他治疗手段和方法，以适应不同类型的肥胖症及复杂的并发症治疗的需要，丰富了耳体针结合疗法的诊疗体系。

三、湖北省中医院周仲瑜教授

周仲瑜教授师从名老中医李家康教授，使用针灸疗法治疗肥胖症近20年，拥有丰富的临床经验，擅长运用电针、穴位埋线、艾灸等疗法综合治疗肥胖症。在深耕临床的同时，周教授带领其团队开展针灸治疗肥胖症的机制研究，其研究成果受到国内外学者的广泛认同。在针灸治疗肥胖症的临床实践中，周教授常选用中脘、天枢、大横、带脉、水分、支沟、阴陵泉、足三里、丰隆、三阴交等主穴，并结合患者伴随症状及辨证分型灵活配穴：肥胖局部加阿是穴；便秘者加支沟、照海；失眠者加内关、神门；月经不调加地机、三阴交；痰湿闭阻型加脾俞、胃俞；胃肠腑热型加曲池、内庭；肝郁气滞型加肝俞、太冲；脾肾阳虚型加肾俞、关元。而后根据患者实际情况及意愿选择穴位埋线、电针加中频治疗仪或艾灸（艾箱灸、温针灸、隔物灸、阴阳调理灸）等治疗方式，治疗期间以《饮食运动日记》的形式督促患者严格控制饮食，坚持运动。针刺及艾灸的疗程为隔日1次，15次为1个疗程，穴位埋线的疗程为15日1次，3次为1个疗程，疗程间休息3日，共3个疗程。穴位埋线以其可维持持久柔和的穴位刺激的特性体现了《灵枢·始终》所言“久病者邪气入深，刺此病者，深内而久留之”的思想，是治疗肥胖症等“顽疾”行之有效的手段。中频治疗可以通过电刺激使腹部肌肉产生阵挛性收缩，辅助腹部运动，加速局部脂肪的消耗分解。艾灸温热之性可散寒行气、温通经脉，另可辅之以肉桂、附子、吴茱萸、干姜等药物温补脾肾、补火助阳，从而"从阳引阴"，达到阴阳调和的状态，尤适宜脾虚湿阻型、脾肾阳虚型肥胖的治疗。

结合多年临床体会，周仲瑜教授认为肥胖当责之于脾胃虚弱、脂塞痰壅，同时也认识到肝失疏泄、气机失调、情志异常是肥胖病理进程的重要影响因素。因此，治疗除健脾祛湿外，亦不忘调肝益肾，从而创立"疏肝健脾针法"，并与"阴阳调理灸法""饮食处方""运动处方""情志调理"共同形成了"周氏五位一体"特色减肥疗法体系。①疏肝健脾针法：以中脘、天枢、大横、带脉、水分、滑肉门、足三里、阴陵泉、丰隆、三阴交、太溪、太冲为主穴，结合辨证配穴，腹部腧穴可接电针或选择穴位埋线治疗。②阴阳调理灸法：对于"阳病"的肥胖症患者，宜"从阴引阳"，可于任脉做隔蒜任脉灸30分钟，或使用麦冬、玉竹、石斛、沙参等药物制成药液置于水分、中脘等穴做药箱灸；对于"阴病"的肥胖症患者，宜"从阳引阴"，可于督脉行隔姜督灸1小时，或将杜仲、锁阳、肉桂、菟丝子、巴戟天等制成药饼置于肝俞、肾俞、脾俞等穴行隔药饼灸。③饮食处方：依据基础代谢为患者制定每日摄入标准，早、晚餐不超过30%，午餐不超过40%，推荐患者早餐选择奶制品及谷类，中餐选择五谷杂粮配肉类及蔬菜，晚餐宜选择低热量瓜果蔬菜，并且19：00后不宜进食，期间禁食任何高热量食品。④运动处方：院内以中频治疗仪辅助腹部局部肌肉运动，院外督促患者坚持每日40分钟以上的快走、慢跑等有氧运动。⑤情志调理：诊疗过程体现人文关怀，借助相关情志评定量表进行心理评估，而后可用深呼吸法或依据辨证分型予以五行音乐疗法进行心理干预。如：肝郁气滞型宜选《胡笳十八拍》，肾阳亏虚型宜选《梅花三弄》，脾胃虚弱及胃肠积热型宜选《十面埋伏》。"周氏五位一体"特色减肥法以疏肝健脾针法和阴阳调理灸法为基础，饮食处方及运动处方为保障，情志调理贯穿始终，整套疗法配合严密、搭配合理、疗效显著。

四、北京中医医院贺普仁教授

国医大师贺普仁教授行医70余年，在数十年的临床实践中精研典籍、博采众长，将自身临床体会及经验上升为理论，创立了独特的"贺氏针灸三通法"。贺老认为疾病之病因虽不尽相同，或内伤七情，或外感六淫，或饮食劳倦，或跌扑损伤，然而在疾病的发生发展过程中气滞是非常重要的病机之一，贯穿整个疾病的进程，气滞不通则为病，因此提出“病多气滞”的理论及“法用三通，通为其本”的治法理念，并在临证中逐渐形成了“针灸三通法”特色针灸治疗体系，即以毫针刺法为主的“微通法”；以火针、艾灸疗法为主的“温通法”；以三棱针刺络、拔罐放血为主的“强通法”。

“贺氏针灸三通法”适用于中风、面瘫、腰椎间盘突出等多种病证，其中对于肥胖症的疗效也颇为显著。①微通法：腹侧取中脘、关元、大巨、支沟、丰隆、然谷、太白、足临泣，背侧取督脉穴（大椎至腰阳关）、脾俞，两组穴位轮替进行针刺，每次30分钟，每周5次，10次为1个疗程。脾虚湿阻型可加三阴交、公孙；胃热湿阻型可加曲池、内庭。②温通法：“以肥为腧”，将烧红发亮的火针对准腹、背、腰、臀、四肢等局部脂肪堆积处，迅速散刺2~6针，每周2次，4次为1个疗程。③强通法：同样在腹、背、腰、臀、四肢等局部脂肪堆积处，用三棱针点刺3~5下，而后立即以火罐拔罐放血，留罐10分钟，每周2次，4次为1个疗程。上述三法可根据情况选用“微通法”+“温通法”或“微通法”+“强通法”或三通法同用，共需治疗3个疗程，研究表明三通法同用的疗效较三法选其二为佳，且脾虚湿阻型减肥效果优于胃热湿阻型。“贺氏针灸三通法”组合3种不同的治疗手段，以毫针刺腹侧腧穴可健脾化湿，刺背侧腧穴可通阳化气，轮替针刺可调和气血阴阳；以火针的温热刺激，补火助阳，温经散寒；以刺络拔罐之法疏经通络，祛瘀生新。“微通法”治本，“温通法”及“强通法”局部治标，三法同用，标本兼治，调和阴阳，补虚泻实。

五、北京中医药大学东方医院胡慧教授

北京中医药大学东方医院胡慧教授在中医传统理论的指导下，秉承针灸名家杨甲三教授的学术思想，针对肥胖等代谢性疾病人群提出了“通调带脉”治疗腹型肥胖的针灸治疗理念。其认为腹型肥胖患者共同特征是膏脂主要积聚于腹部，与带脉循行部位一致；带脉“主束诸脉”，带脉病，约束无力则脾胃失度，脾不升胃不降，水谷精微化生膏浊，囤积于中焦腹部。故针灸治疗以经络辨证法为主，采用通调带脉法。选穴：带脉、天枢、大横、中脘、梁门、水道、足三里、上巨虚、丰隆、足临泣。带脉用30号4~5寸毫针，沿带脉走行方向（内下刺向同侧髂前上棘）斜刺1.5~3寸；其余腧穴取30号1.5寸毫针直刺，针刺深度1~1.5寸。进针后，以有麻、胀、触电感为佳，带脉接电针负极，天枢接

正极，左右各接一组，疏密波，频率2/100Hz，强度根据患者的耐受程度，平均4~8mA，留针20分钟。隔日治疗1次，4周为1个疗程，共治疗2个疗程。“通调带脉”法不仅能降低患者体质量、腰围、臀围等体脂参数，同时能减少腹部脂肪含量，改善内脏脂肪沉积。

六、河南中医药大学第三附属医院赵喜新教授

河南中医药大学第三附属医院赵喜新教授，在对深刻认识肥胖症的临床特点的基础上结合多年教学、科研及临床实践经验创立透穴埋线减肥法，使用平埋法或斜埋法等穴位埋线法，一针贯多穴，与传统直刺埋线法相较，透穴埋线法刺激性更强，其疗效更加显著、持久。

取穴：中脘、梁门、天枢、大横、阴交、章门、京门、丰隆、局部阿是穴。脾虚湿阻型，加足三里、阴陵泉、脾俞；胃热湿阻型，加内庭、胃俞、大肠俞；气滞血瘀型，加膻中、三阴交、肝俞、膈俞；脾肾两虚型，加脾俞、肾俞、关元、次髎。

器械及材料：灭菌埋线包1个（弯盘1个，手术剪1把，镊子1把，洞巾1块，磨平针芯尖部的9号腰穿针1支，乳胶手套1双）、创可贴若干、2/0号羊肠线1包、20g/L利多卡因5ml、5ml一次性注射器1支。

操作方法：打开埋线包，戴乳胶手套，将羊肠线剪成4~5cm长若干段，1.5~2.5cm长若干段。助手将穴位消毒后，用利多卡因穴位表皮局麻。埋线处铺洞巾，将4~5cm长的羊肠线从腰穿针前端穿入，后接针芯，将腰穿针沿局麻针孔刺入，向下15°或45°平斜埋入中脘、梁门、天枢、大横、阴交、京门、章门、局部阿是穴的脂肪层和肌层，中脘向下脘方向透刺，梁门向太乙方向透刺，天枢向水道方向透刺，大横向腹结方向透刺，阴交向中极方向透刺，或斜刺向下可透过若干个穴位；将1.5~2.5cm的羊肠线垂直埋入背、腰骶部及四肢部穴位，局部产生酸胀感。埋线孔用创可贴敷盖，保持1天。

研究发现透穴埋线法减肥的疗效和性别无明显关联，和肥胖度成正比，青少年比中、老年患者疗效显著，春夏季比秋冬季疗效显著。穴位埋线是针灸疗法在临床上的延伸和发展，是一种融多种效应于一体的复合性治疗方法，由多种刺激效应（针刺、放血、留针、穴位封闭、组织疗法等）同时发挥作用。羊肠线作为异体蛋白，可诱导人体发生变态反应，在穴位内软化、分解、吸收的过程也对穴位产生一种持久而柔和的刺激，并由经络传入体内，疏其血气，令其调达，从而使肥胖者脏腑功能恢复正常，气血阴阳失调状态恢复平衡，自然

达到减肥的目的。透穴埋线减肥法既有穴位埋线的作用，又一次进针透过数个腧穴，发挥诸多腧穴的综合作用，并可根据具体情况灵活地将线体埋植在肌肉层和脂肪层不同的层面，以取得满意的临床效果。临床还发现把线体埋入脂肪层能减少埋线局部的脂肪聚集，对局部塑形有很好的作用。

七、广西中医药大学附属瑞康医院唐红珍教授

广西中医药大学附属瑞康医院唐红珍教授，有20余年运用中医综合疗法治疗肥胖症的临床经验，特别是在针刺和壮医药并用治疗肥胖方面具有独到见解。壮医认为："疾病并非无中生，乃系气血不均衡"，且气和血是构成和维系人体生机的两种最基本物质，二者必须处于相对平衡状态，人体才会健康；若气血失去平衡，就不能正常化生和排泄，不能正常输布、充养和维持机体的正常生理功能，就可能产生疾病。因此，气血失衡是导致毒、虚致病的关键所在，而肥胖的发生是因为体内脏器及道路的功能不足，湿毒、热毒经谷道、水道、气道外侵或内生，壅滞龙路、火路，使道路不通畅或功能失调，天、地、人三部之气不能同步运行化生，进而使气血运行不畅或不通而失去平衡，邪毒无法及时排出体外，致使痰脂瘀阻，发为本病。唐红珍教授认为气血瘀滞是肥胖的病理基础，是肥胖发病的关键。故治疗给予壮医药综合疗法，即壮医药线点灸+壮医推拿+口服减肥方。

（1）壮医药线点灸（图5-2-3）：首先以右拇指、食指挟持药线的一端，露出线头1~2cm并在乙醇灯上点燃，然后吹灭明火，只留线头珠火即可；将线端珠火对准双侧中脘、足三里、合谷穴，顺应手腕和拇指屈曲动作，拇指指腹稳健而敏捷地将带有珠火的线头直接点按在预先选好的穴位上，每穴灸1壮。

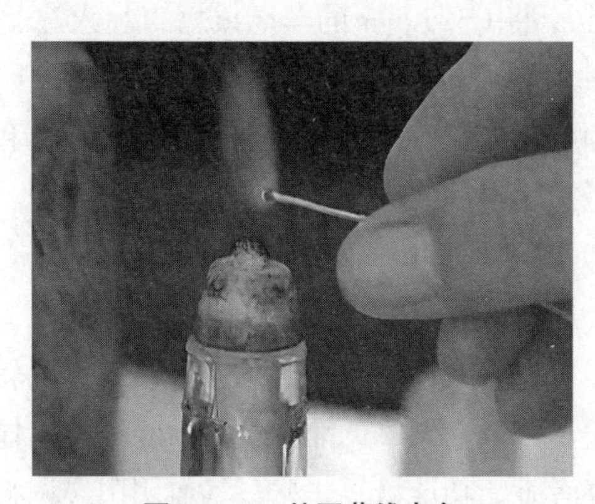

图5-2-3 壮医药线点灸

（2）壮医推拿：嘱患者俯卧位，术者以推法施术于背部督脉及双侧足太阳膀胱经，往返20次；而后转为仰卧位，以八卦掌顺时针按摩腹部5分钟；后沿任脉、带脉循经推拿，最后点按上脘、中脘、下脘、气海、关元、天枢、大横、滑肉门；按摩手法以揉、按、搓、拿、拨、点、推法为主，每次30分钟，每天1次。

（3）口服减肥方：山楂30g、苦丁茶30g、丹参20g、决明子20g、茯苓15g、白术10g、大黄10g、泽泻20g，浓煎至200ml，三餐后服。10天为1个疗程，连续治疗3个疗程。

药线点灸刺激具有补益、活血祛瘀作用的中脘、足三里、合谷等穴位，再辅以壮医推拿手法活血通络，调整体表“龙”“火”两路平衡，使“气道”通畅，最终达到人体“三道两路”循环相连、气血通畅之效。同时，辅以减肥方内服，方中以化滞消瘀之山楂、苦丁茶为君药，益气活血之丹参、茯苓、白术为臣药，配以化痰消瘀之决明子以及峻下之力较强之大黄、泽泻，全方共奏活血化瘀之功。壮医药综合疗法治疗肥胖症，方法独特、疗效确切、安全性高。

其他具有特色的专家经验还有安徽中医药大学第二附属医院储浩然教授，对于治疗肥胖症提出了“健脾温肾、祛湿化痰”的治疗原则，综合运用艾灸、电针、穴位埋线等方法辨证施治；贵州中医药大学杨硕教授运用穴位埋线减肥，发现治疗单纯性肥胖最优埋线深度应位于脂肪层，埋于肌肉层则疗效稍欠；上海交通大学医学院附属仁济医院秦亮甫教授运用“益气健脾、化痰消浊”针药结合疗法治疗肥胖症；浙江中医药大学方剑乔教授运用“通腑泄浊祛瘀”疗法治疗肥胖症；北京中医药大学东方医院梁翠梅教授提出了“通调带脉针刺法”等。这些独具特色的针灸减肥经验皆值得学习借鉴。

肥胖的病因病机究其根本为脾胃运化功能失调，本为虚，兼而化生湿、痰、瘀等标实之病理产物，阻滞气机，运化维艰；且气郁、水湿、痰浊、瘀血等常相兼为病，故肥胖者多易并见胸痹、消渴、眩晕、闭经、中风等病证，正如《女科切要·调经门》所言：“其肥白妇人，经闭而不通者，必是湿痰与脂膜壅塞之故也。”因而肥胖之治疗应整体把握，多法结合，综合论治。然就现代理论而言，肥胖是由热量摄入后，无法正常运化代谢，或单纯摄入过多的热量，致使摄入大于消耗，多余的热量从而转为脂肪储积于体内，而成肥胖，因此治疗方案多从减少摄入或增加消耗考量。观众专家之减肥经验，多从脾胃二经入手，健运脾胃，疗其根本，同时联合其他疗法，或以低能激光照射加快新陈代谢，或配合耳针以调节内分泌、调控食欲，或配合灸法温阳补气、祛湿化浊、调理阴阳，或配合火针、拔罐法以行气化滞、疏通经络等，众彩纷呈；并且配合多种疗法能避免单一疗法容易遭遇减肥平台期（瓶颈期）的弊端，也能根据患者实际情况灵活选法而得以坚持治疗，如在此基础上结合现代理论，指导患者健康饮食、坚持运动，维持机体能量代谢平衡，同时诊疗过程中给予适当的心理干预，则减肥之效可彰。

第六章 针灸治疗肥胖症的干预方法及临床评价

肥胖已经成为全球性的公共卫生问题，肥胖是当代临床发病率较高的一种慢性代谢性疾病，其中单纯性肥胖是最为常见的类型，严重影响着人们的生活质量。治疗肥胖症的传统方法主要包括运动疗法、饮食疗法、药物治疗等，但运动和饮食疗法难以取得长期的疗效，药物治疗常伴有诸多不良反应，且停药后易反弹。针灸疗法作为一种非药物性的绿色疗法，因其疗效突出且无副作用的优势深受关注。

1. 针灸减肥方法的主体

我国采用针灸治疗肥胖症的临床文献最早见于1974年，多年的临床研究表明针灸减肥的疗效显著。徐斌等根据中国期刊全文数据库中1994~2002年的74篇临床研究报道，发现运用针灸或针灸相关技术减肥的临床有效率已达85%~97%。在针灸治疗方法上，一般以针刺法、电针法、穴位埋线法、耳针法、皮内针法、穴位敷贴法、拔罐法、刮痧法以及艾灸法等为主，但也可以根据具体病情采取综合疗法（表6-1）。

表6-1　针灸治疗肥胖的循证指南的主要推荐意见

推荐意见	推荐级别
单纯性肥胖，推荐针灸疗法，可以减轻患者体重，降低BMI	强推荐
单纯性肥胖患者，证型特征不明显者推荐使用毫针刺法治疗，取穴以足太阴脾经、足阳明胃经及肥胖局部腧穴为主，手法宜平补平泻	强推荐
单纯性肥胖实证患者，推荐使用电针疗法，取穴以手足阳明经腧穴为主	强推荐
单纯性肥胖脾胃虚弱、气虚、阳虚者，推荐使用温针疗法，取穴以任脉和足阳明胃经、足太阴脾经腧穴为主	强推荐
单纯性肥胖患者，可以考虑使用耳穴压丸治疗，尤其适用于畏针者，取耳穴以胃、大肠、小肠、脾、神门、饥点、内分泌、三焦为主	弱推荐
单纯性肥胖患者，多种方法疗效不显，可以考虑使用穴位埋线治疗，尤其适合于无连续治疗时间的患者，取穴以任脉、手足阳明经腧穴为主	弱推荐

2.其他针灸减肥方法

近年来，针灸治疗肥胖症越来越得到重视与发展。在临床操作上除了以针刺法为基础，也不断融入新技术，如激光穴位照射法。即借用光电治疗仪，利用其激光原光束来照射腧穴，使激光的特殊穿透作用直达皮下深层组织，促进新陈代谢和血液循环，加速脂肪分解及胶原重组。艾炳蔚等采用针刺配合光电治疗仪方法治疗30例单纯性肥胖患者，对照组仅常规针刺，3个疗程后发现治疗组总有效率为93.3%，对照组总有效率为70.0%，治疗组对BMI的改善程度明显高于对照组。盛益国等对治疗组采用针刺加电针、耳压配合激光穴位照射法，而对照组则采用针刺加电针、耳压，不用激光穴位照射，3个疗程后治疗组总有效率为93.3%，对照组总有效率为73.3%，治疗组能更好降低肥胖风险，塑形作用更好。

此外，在确保针刺刺激量达到疗效的基础上，还可结合刃针疗法，即以刃针进行软组织微创术的治疗方法。该法刺激量大，且简便快捷，可直接破坏脂肪颗粒。周欣通过对28例对照组肥胖症患者行常规针刺补泻手法，而32例治疗组患者则在对照组治疗的基础上加用刃针治疗。观察疗效发现，治疗组的腰围及臀围降低幅度较对照组大，表明刃针对腹型肥胖疗效确切。

3.针灸减肥临床疗效评价

目前，大型临床研究对针灸治疗肥胖症的研究结论以阳性为主。针灸治疗效果显著，且其适用人群以单纯性肥胖为主。徐斌教授课题组于2015年对6000多名肥胖症患者进行的临床研究表明：针刺减肥的主要治疗对象是女性单纯性肥胖中的获得性肥胖者、超重患者和性腺功能减退者；针刺对正常体重者和继发于下丘脑病、垂体病、胰岛病、甲状腺功能减退症、肾上腺皮质功能亢进症等疾病的患者疗效较差。因此，不符合单纯性肥胖诊断标准，或合并血管、肝、肾和造血系统等严重原发性疾病，以及其他脏器功能不全者不适用针灸减肥。

为了客观、量化地评价各针灸疗法治疗单纯性肥胖的临床疗效，以期为临床提供循证医学依据。王东岩等通过计算机检索、筛选相关文献，然后对纳入文献进行质量评估和信息及数据提取，最后通过Meta分析数据得出，大部分针灸疗法治疗单纯性肥胖的临床疗效差异有统计学意义，而穴位埋线疗法与电针疗法的临床疗效差异无统计学意义。结论为电针疗法治疗单纯性肥胖临床疗效优于针刺疗法；两种针灸疗法合用治疗单纯性肥胖临床疗效优于一种针灸疗法；穴位埋线疗法治疗单纯性肥胖临床疗效优于针刺疗法；穴位埋线疗法和电针疗法治疗单纯性肥胖临床疗效相当；针刀疗法治疗单纯性肥胖临床疗效优于电针疗法；针灸结合饮食控制疗法治疗单纯性肥胖临床疗效优于单纯饮食控制疗法。

第一节　毫针法

一、概述

针刺法治疗肥胖的历史源远流长。早在战国时期，《内经》便根据肥胖者的体型特点将其分为“膏人”“脂人”及“肉人”3类。《灵枢·逆顺肥瘦》载：“年质壮大，血气充盈，肤革坚固，因加以邪，刺此者，深而留之，此肥人也。广肩腋项，肉薄厚皮而黑色，唇临临然，其血黑以浊，其气涩以迟，其为人也，贪于取与，刺此者，深而留之，多益其数也。”《医宗金鉴·行针分寸歌》亦有相似记载：“肥人肌肉肥厚，血气充满，宜刺三分半；瘦人肌肉瘦薄，血气未盛，宜刺二分。”述其针法以深刺为主，现在用芒针减肥则实源于此。

随着科学的发展，毫针在几千年的应用实践中，也在不断地进行改革。由骨针、砭石改为铜针，由铜针改为金针、银针、铁针，直至现代的钢针与不锈钢针。针体直径由1.5mm发展到0.2mm，针柄由方形演变为圆形。《内经》“九针”发展到现代，也有些针具逐渐被淘汰，但毫针则通过不断改进、完善，一直运用到今天，并成为各种针法中的主体，也是针灸减肥的主要使用工具。

二、方法特点

毫针刺法，包括毫针的持针法、进针法、行针法、补泻法、留针法、出针法等完整的针刺方法。毫针由于针体细，针刺时少痛，浅可刺络脉，深可刺经脉，便于操作，易于调理气血，为历来医家治病的主要工具。通过辨证选穴结合不同的针刺术式，发挥疏通经络、扶正祛邪、调和阴阳等作用。针刺法正是通过整体性、双向性的作用，来调节机体内环境，建立生理稳态，达到减肥的目的。

人体是一个有机整体，体表的异常与内脏功能失调有着密切关系，内外之间的反应是通过经络系统而传达的。人体的脐周是一个生物全息系统，具有向全身输布气血的功能和对机体宏观调控的作用，当深刺腹部穴位时，会刺激腹腔内的脏神经及其周围的组织而引起相应的内脏系统的应激反应，直接对人体的内环境稳态产生影响，进而引起全身的变化。故在以减肥为目的时，针刺主穴多集中于脐周腹部，将针刺的平衡调节作用施加于这个全息系统，激发整体调控作用，使机体的内脏功能趋于平衡，体重渐趋于正常标准。

三、处方及操作

治法：祛湿化痰，通经活络。

1.周氏五位一体法

主穴：中脘、水分、天枢（双）、大横（双）、滑肉门（双）、带脉（双）、足三里（双）、阴陵泉（双）、丰隆（双）、三阴交（双）、太溪（双）、太冲（双）。

配穴：脾虚湿阻型取脾俞（双），行重插轻提补法10次，不留针；肾阳亏虚型取肾俞（双），行重插轻提补法10次，不留针；肝郁气滞型取肝俞（双），行重提轻插泻法10次，不留针；胃肠积热型取内庭（双），行重提轻插泻法10次，不留针；身体局部脂肪堆积明显处酌情配伍阿是穴。

操作：嘱患者取仰卧位，穴位及周围皮肤常规消毒后，根据局部皮肉厚度选取0.30mm×50mm或0.30mm×40mm的一次性无菌针灸针刺入选定腧穴，针刺深度在安全原则下以出现酸、麻、胀、痛等得气感为度，得气后施常规平补平泻手法维系针感，留针30分钟。15次为1个疗程，前3天连续治疗，3天后治疗频率为每周3次，共治疗2个疗程。

2.脐周八穴法

主穴：以脐周8穴位为主，以神阙穴为中心，脐下3寸关元穴处为半径，画一圆，整个圆周分为8个等份，每一份一穴（图6-1-1）。

配穴：胃热湿阻型取中脘、天枢、曲池、合谷、上巨虚、滑肉门；脾虚湿阻型取中脘、带脉、阴陵泉、足三里、水分、丰隆；肝郁气滞型取中脘、期门、带脉、血海、足三里、太冲；脾肾阳虚型取气海、脾俞、肾俞、太白、三阴交、命门、足三里；阴虚内热型取三阴交、足三里、关元、肝俞、太溪、复溜、太冲。

操作：常规消毒后，取26~30号针灸针。脐周8穴按顺时针方向的次序直刺2~2.5寸，四肢穴可较常规深刺，针刺手法本着“实者泻之，虚者补之”的原则使用不同的补泻手法，留针30~40分钟，每穴运针2~3次，出针前运针1次，前3天每日1次，以后隔日1次，15次为1个疗程，疗程间隔5天左右，治疗2个疗程，视肥胖程度增加疗程。妇女经期禁针。

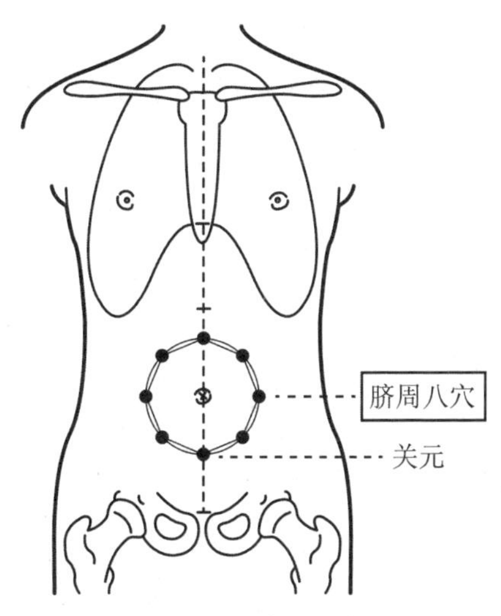

图6-1-1　脐周八穴法

3. 六腑合募配穴法

主穴：据六腑合募配穴原则取穴，包括中脘、天枢、关元、中极、石门（双）、日月（双）、足三里（双）、上巨虚（双）、下巨虚（双）、阳陵泉（双）、委中（双）、委阳（双）。

操作：选用1.5寸32号一次性无菌针灸针。患者取仰卧位，腹部及下肢前、外侧穴位依次常规消毒，穴区皮肤进针，行提插捻转手法，平补平泻，得气后留针30分钟，期间每隔10分钟行针1次，出针前行针1次，每次治疗共行针4次。出针后患者取俯卧位，以上述针刺手法速刺委中、委阳，行提插捻转手法，得气后出针。隔日治疗1次，每次治疗30分钟，15次为1个疗程，共治疗2个疗程。治疗期间要求患者保持正常饮食及运动习惯。

4. 俞募配穴法

主穴：大肠俞、胆俞、关元、天枢、中脘、小肠俞、三焦俞、胃俞、脾俞、肝俞、章门、石门、期门、日月。

配穴：胃热湿阻型取内庭、足三里、丰隆；脾虚湿阻型取阴陵泉、公孙；肝郁气滞型取带脉、气冲；脾肾两虚型取公孙、太溪；阴虚内热型取三阴交、行间。

操作：先针腹部募穴，选用30号1.5~3寸毫针，平刺或斜刺，每15分钟行针1次，每次留针30分钟；然后针背部腧穴和辨证配穴，选用30号3寸毫针，直刺，每隔20分钟行针1次，留针30分钟。隔日1次，每个疗程10次，每疗程中间需间隔1周，治疗3个疗程左右，视肥胖程度增减疗程。妇女经期禁针。

5.整体经络针刺法

主穴：根据经脉流注次序，每次取同名经脉的双侧腧穴为主。

第1次取手太阴肺经穴：太渊、尺泽、中府；

第2次取手阳明大肠经穴：合谷、曲池、肩髃；

第3次取足阳明胃经穴：冲阳、丰隆、足三里、梁丘、天枢；

第4次取足太阴脾经穴：太白、三阴交、阴陵泉、血海、大横；

第5次取手少阴心经穴：神门、少海、极泉；

第6次取手太阳小肠经穴：腕骨、小海、臑俞；

第7次取足太阳膀胱经穴：昆仑、委中、承扶、大肠俞、肾俞、胃俞、脾俞、胆俞、肝俞；

第8次取足少阴肾经穴：太溪、阴谷、肓俞；

第9次取手厥阴心包经穴：大陵、曲泽、天泉；

第10次取手少阳三焦经穴：阳池、天井、肩髎；

第11次取足少阳胆经穴：悬钟、阳陵泉、环跳、带脉；

第12次取足厥阴肝经穴：太冲、曲泉、阴包、期门。

配穴：上腹部肥胖为主取中脘、建里、下脘、梁门、太乙、滑肉门；脐部肥胖为主取水分、气海、外陵、腹结；下腹部肥胖为主取水道、关元、大赫；侧腰部肥胖为主取带脉、五枢、维道；背腰部肥胖为主取肓门、志室、气海俞、腰阳关；臀部肥胖为主取胞肓、秩边、中膂俞、次髎；大腿部肥胖为主取髀关、伏兔、殷门、风市、膝阳关、足五里、箕门；小腿部肥胖为主取地机、筑宾、阳交、合阳、飞扬。

操作：常规消毒，取直径0.32mm（28号）、长40~70mm环球牌毫针，根据具体穴位位置直刺或斜刺，行平补平泻手法（均匀地提插捻转，运针时不快不慢），得气后留针30分钟。隔日1次，12次为1个疗程，第1个疗程完成后休息7天进行第2个疗程，共治疗2个疗程。

四、注意事项

1.操作手法要轻柔，针刺入皮肤后，进针宜缓，同时捻转力度和幅度不宜过大，以免滞针，给患者带来痛苦。

2.针刺时，进针的深度要适宜，同时注意针刺的方向，以免引起脏器损伤。

3.针刺后，叮嘱患者不要随意改变身体位置和姿势，以免造成弯针、滞针，甚至折针。

4.治疗过程中需避开女性生理期。

五、临床研究及系统评价

1.针刺减肥对于各种证型的单纯性肥胖均有效，且复发率低

李智选取针灸减肥门诊100例符合单纯性肥胖诊断标准的患者，根据辨证分型选穴治疗，每次30分钟，隔日1次，10次为1个疗程，连续治疗3个疗程。据体重结果，显效39例（39%），有效35例（35%），无效26例（26%），总有效率74%。与治疗前比较，不论男性或女性，治疗后BMI明显下降，各证型患者治疗后BMI均明显下降，BMI下降在不同性别及不同证型之间均没有差异。李淑荣等随机选取100例单纯性肥胖患者进行针刺疗法，结果为临床痊愈者32例（32%），显效24例（24%），有效33例（33%），无效11例（11%），总有效率为89%。随访3月仅有2例复发且程度较轻。

2.与西药相比，针刺减肥更具有可行性

通过电子检索多个数据库，搜索有关针刺治疗单纯性肥胖的所有随机对照试验，对相关文献进行筛选、提取和分析针刺治疗单纯性肥胖的疗效。陈霞等共纳入21个随机对照试验，1929例单纯性肥胖患者，Meta分析结果为针刺在临床有效率、减轻体重、降低BMI、降低F%上效果可能更好。且针刺出现的不良反应较轻微，经处理后均能恢复正常。相比之下，西药引起的不良反应的频率更高。据当前证据显示，针刺治疗成人单纯性肥胖安全有效，且减轻体重和降低BMI的作用更为明显，在减轻体重、降低F%上优于西药治疗。

第二节　电针法

一、概述

自从人们发明了电，学者们开始尝试将电与针刺技术相结合，这种结合最初产生于国外。中国针灸技术于17世纪传到欧洲，电针法也处于萌芽探索阶段，其后电针技术传入我国。1934年国内就有采用脉冲电针治疗疾病的案例，并在医学杂志上发表论文。1958年，朱龙玉先生在总结前人经验及本人临床研究的基础上，提出了“电针疗法”，并撰写出版《中国电针学》一书。电针疗法正是在传统针刺法的作用基础上加上脉冲电流，使之与经络、神经理论相结合，使传统的针灸疗法得到进一步的发展。

电针的功能实现主要是通过电子仪器，将输出电极夹子夹持在针柄上，选用不同波形和频率，输出不同的电流作用于腧穴，从而调整人体生理功能，如止痛、镇静、促进气血循环、调节肌张力等。临床上常用于治疗各种痛证、痹证、癫狂和心、胃、肠、胆、膀胱、子宫等器官的功能失调，以及肌肉、韧带、关节的损伤性疾病等，并可用于针刺麻醉。

二、方法特点

电针法在单纯性肥胖的临床诊治中，也有其独特的优越性。电针法通过将毫针与电流两种刺激结合，既能代替长时间的持续行针，减轻手法捻转的工作量，节省人力，又能较客观地控制刺激量，如加强刺激量、延长刺激时间等来促进胃肠道蠕动、脂肪代谢，也可模拟专家手法，模拟补泻刺激，在一定程度上提高临床疗效。

在脉冲电波形上，选择疏波和密波相交替的疏密波，既能促进代谢、推动气血循环，又能改善组织营养、消除炎性水肿。因疏密波刺激可提高腹壁内的张力，促进胃肠蠕动，从而加快脂肪的分解排出，减少脂肪组织的堆积，并减少能量的摄入。同时，疏密波作用于人体局部肥胖的深部，带动肌肉产生各种收缩运动，使肌肉绷紧，促进肥胖部位做被动运动，血液内游离脂肪酸的消耗量增加，脂肪细胞缩小，转变为热能而消耗掉，从而达到减肥的目的。

与传统针刺治疗类似，电针疗法也需要有足够的刺激量，才能产生明显针感以保证疗效。尤其是单纯性肥胖患者，其脂肪较多，要维持针感得气和有效的刺激量，才能更好地作用于机体，提高减肥疗效。而电针能产生持续且有效的刺激，且高频电针的刺激量明显优于低频电针。此外，高频电针可以抑制食欲，调节胃肠蠕动，促进脂肪代谢，并且对神经、内分泌系统起着良性调节作用，也可通过调节瘦素和血清胰岛素水平来平衡脂代谢，从而改善肥胖。

三、处方及操作

治法：健脾化痰、消脂降浊。

1.带脉理论电针法

主穴：中脘、天枢（双）、梁门、大横、三阴交、阳陵泉、阴陵泉、丰隆、带脉穴及其上下各1寸取2穴。

配穴：胃肠积热型取内庭、梁丘；脾胃气虚型取足三里、气海、关元；脾肾阳虚型取肓俞、太溪。

操作：局部常规消毒后，用0.3mm×40mm毫针直刺，实证用泻法，虚证用补法。得气后，双侧带脉穴分别与同侧天枢穴连接电针仪，选用连续波，强度以双侧腹外斜肌有抖动感且无疼痛为宜，留针30分钟。隔日治疗1次，10次为1个疗程，休息1周后进行第2个疗程，共治疗3个疗程。嘱三餐定时定量，少食高脂肪、甜食，忌消夜，配合适量运动，如晚餐后1小时快走或慢跑40分钟。

2. 电针序列疗法

主穴：采用在足阳明胃经或足太阴脾经上每次取6~10个穴位。

电刺激足阳明胃经时一般取地仓、气舍、气户、乳中、梁门、天枢、气冲、伏兔、足三里、下巨虚；电刺激足太阴脾经时一般取公孙、三阴交、漏谷、阴陵泉、府舍、大横、食窦、胸乡、周荣。

操作：局部常规消毒后，采用毫针直刺，得气后，按经络走向依次将穴位连接针灸治疗仪，强度以患者耐受为度，留针30分钟。

3. 子午流注辨证低频疗法

主穴：关元、气海、天枢、中脘、上脘、足三里、丰隆、三阴交等穴及当日当时开穴。2个穴位1组贴电极片，特定时辰开穴，一般选1~4个穴位（图6–2–1）。

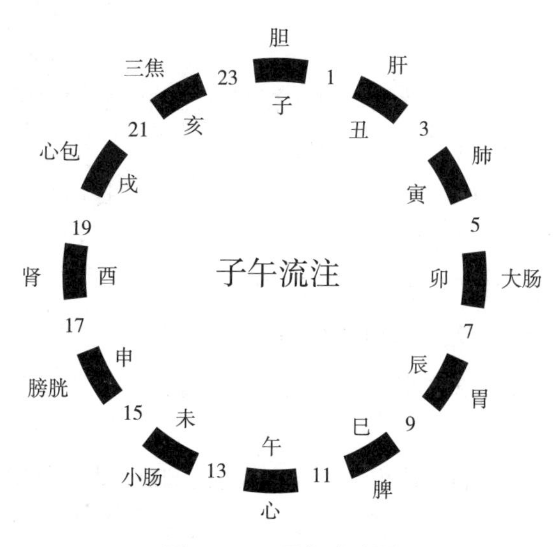

图6–2–1　子午流注图

操作：腧穴局部常规消毒后，选用华佗牌毫针直刺，得气后连接子午流注辨证低频治疗仪。此时仪器输出频率、波形、强度均为默认参数，若患者自觉刺激量不适，调节强度以患者耐受为度，治疗30分钟。每日1次，20次为1个疗程，治疗2个疗程，随证加减。

4.腰腹群针法

主穴：主要在腰腹群取穴位，以足阳明胃经、足太阴脾经、足少阳胆经、足厥阴肝经、任脉5条经脉在腰腹部的穴位为主穴。

胃经：梁门、水道、大巨、外陵、天枢、滑肉门、太乙、关门；脾经：腹结、大横、腹哀；胆经：带脉、五枢、维道；肝经：章门；任脉：中脘、建里、下脘、水分、阴交、气海、石门、关元。

配穴：手臂肥胖取肩髃、臂臑、肩髎、臑会、曲池、支沟；腿部肥胖取髀关、伏兔、居髎、风市、梁丘、足三里、上巨虚、血海、阴陵泉、承筋、承山、三阴交。

操作：患者取仰卧位，用0.30mm×40mm不锈钢毫针直刺1~2寸，小幅度提插捻转，以略有酸胀感为度。针刺得气后，用低频电子脉冲治疗仪接于天枢、章门，频率为3Hz，强度中度，以患者耐受为限，选用连续波，留针30分钟。治疗先每日1次，连续5天，以后每周3天，每天1次，10次为1个疗程。

四、注意事项

1.每次治疗前，检查电针仪输出是否正常。治疗后须将输出调节电钮等全部退至零位，随后关闭电源，撤去导线。

2.电针感应强，通电后会产生肌肉收缩，故必须提前告知患者，让其思想上有所准备，以便能更好地配合治疗。电针刺激强度应逐渐增加，切勿突然加大，以免出现晕厥、弯针、断针等异常现象。

3.患有严重心脏病者，在应用电针时应严加注意，避免电流回路经过心脏。在邻近延髓、脊髓部位使用电针时，电流的强度要小，切不可作强电刺激，以免发生意外。

4.在左右两侧对称的穴位上使用电针，如出现一侧感觉过强，这时可以将左右输出电极对换。对换后如果原有感觉由强变弱，则是由电针仪输出电流的性能所致。若无变化，则是由于针刺在不同的解剖部位引起。

5.曾作为温针使用过的毫针，针柄表面往往因氧化而导电不良；有的毫针柄是用铝丝绕制而成，并经氧化处理成金黄色，导电性能也不好。这些毫针最好弃用，如使用须将输出电极夹在针体上。

6.在使用电针时，如遇到输出电流时断时续，往往是电针仪的输出部分发生故障或导线根部有断损，应修理后再用。

五、临床研究及系统评价

1.电针疗法对单纯性肥胖治疗效果显著，且优于单纯针刺

董虹凌等通过辨证分型取穴，采用电针法治疗100例单纯性肥胖患者，每次留针30分钟，每日1次，15次为1个疗程。轻度肥胖治疗1个疗程，中度及重度肥胖治疗2~3个疗程。结果显效21例，有效73例，无效6例，总有效率为94%。邓元江等对56例肥胖症患者采用电针治疗，另55例则进行体针治疗，两组毫针刺法操作相同，电针组加用频率为24次/分的断续波治疗15~20分钟。治疗后电针组总有效率为96.34%，体针组总有效率为83.64%，提示电针疗法的治疗效果明显优于单纯针刺。

2.电针疗法中选用疏密波的减肥效果更好

临床研究发现，治疗单纯性肥胖主要选择连续波和疏密波，但电针疏密波疗效更显著。王威等将68例患者随机分为连续波组33例和疏密波组35例，两组取穴及针刺基本操作一致，但分别加用10Hz连续波和2Hz、10Hz、100Hz循环疏密波。30次为1个疗程，共治疗2个疗程。治疗结果为连续波组显效率为21.21%，总有效率为87.88%；疏密波组显效率为45.71%，总有效率为94.29%。两组显效率比较差异有统计学意义，总有效率比较差异无统计学意义。

3.电针刺激量与减肥疗效成正比，高频电针减肥疗效优于低频电针

研究认为，不同频率电针刺激能促进释放不同的中枢神经递质，治疗效果也有差异。胡承红等将60例肥胖症患者随机分为2组，每组30例，分别接受高频电针和低频电针的治疗，治疗30次后发现，高频电针疗效更显著，能更好地降低体重、BMI、腰围及腹围。张海燕等将80例患者分为高频电针组（接受100Hz电针）和低频电针组（接受50Hz电针），每组40例，治疗30次后发现高频电针较低频电针能更好地增加空腹胰岛素敏感性，改善胰岛素抵抗，减轻体重。

第三节　穴位埋线法

一、概述

穴位埋线疗法产生于20世纪60年代，是针灸疗法的延伸和发展。穴位埋线是集经穴、线、针刺的作用于一体的改良版针刺方法，既可达到刺激穴位的作用，又能通过“留针”的方法来巩固疗效，且利用埋线减肥可延长疗效，缩短治疗次数。

穴位埋线的原理是以线代针，给予穴位长时间、持续性的刺激。穴位埋线的主要工具是埋线针和埋藏线。埋线针分为改装的埋线针具及可重复使用的专用埋线针或一次性无菌埋线针，而改装的埋线针常为不同型号的无菌注射器结合毫针改装而成。但临床治疗上最常用的是一次性无菌埋线针，即由推线针芯、空芯针管以及塑料套管组成，其针管带有刻度，也有不同规格，号数越大，其针越粗。因此，我们可以根据需要选择埋藏线的大小和不同规格的针具。

埋藏线在体内软化、分解、液化吸收，对穴位产生的生理及生物化学刺激可长达20天或更长，从而弥补了针刺时间短、疗效巩固难、易复发等缺点。由于埋藏线刺激平和，对大脑皮质中急性疾病较强的病理信息干扰和抑制力量不足，因而不能迅速产生作用，但对慢性疾病显示出了良好的效果。临床上常用羊肠线和可吸收的外科缝合线或特制的蛋白线等，也可将药物和埋藏线相结合制成药线再进行埋藏。

二、方法特点

穴位埋线把穴位封闭效应、针刺效应、刺血效应、穴位处机体组织损伤的后作用效应和组织疗法效应等多种刺激方式融为一体，除了利用腧穴的功能外，还有其自身的优势。首先，埋线方法对人体的刺激强度会随着时间而发生变化。初期刺激强，可以克服脏腑阴阳的偏亢部分；后期刺激弱，又可以弥补脏腑阴阳之不足。这种刚柔相济的刺激过程，可以从整体上对脏腑进行调节，使之达到“阴平阳秘”的状态。其次，埋穴疗法利用其特殊的针具与所埋之羊肠线，产生了较一般针刺方法更为强烈的针刺效应，有“制其神，令气易行”和“通其经脉，调其血气”的作用。此外，埋线疗法也具有补虚泻实的作用。

与此同时，埋线刺激量较针刺更强，刺激时间也更长，具有累积效应，穴位埋线疗法相比于其他中医疗法在治疗肥胖疗效上具有明显的优势。

1.穴位埋线减掉的是人体的脂肪和过多的水分，能保证减肥过程中人体的健康和旺盛的精力。

2.持续稳定，反弹率极低，且能同时兼治伴随肥胖出现的一些疾病，如痤疮、便秘、月经失调、性功能减退、高血压、高脂血症等。

3.穴位埋线疗法较其他疗法更节约时间及经济成本。穴位埋线具有操作简便、安全、无不良反应，每次治疗间隔时间长，患者无须每天来医院治疗，且痛苦小，易于接受。

三、处方及操作

治则：运脾利湿、通腑泄浊。

1.腰腹群针法

主穴：腹群针以腹部任脉、肾经、胃经、脾经、胆经5条经脉在腰腹部的穴位为主（以天枢、大横、中脘、关元为重点，双侧腰部以取胆经的带脉、五枢、维道为主，腹腰部以脂肪堆积处取穴）；腰群针以腰背部督脉，膀胱经第一、二侧线经穴为主（以肾俞、大肠俞为中心，在骶臀部脂肪堆积处取穴）。

配穴：在脂肪堆积无经穴处，以肥为腧，作为阿是穴选用。

操作：首先将一次性0.3mm×50mm毫针数根剪掉针尖，插入一次性使用注射用8mm管径针头针芯内，插入的毫针针身与注射针头等长，备用。将2–0号羊肠线剪成10mm长的短节泡在酒精中备用（浸泡时间不宜过长，即剪即用）。用消毒镊将1节羊肠线从注射针头的针尖处装入针体（此时毫针稍退后），线头与针尖内缘齐平。穴位处皮肤用碘伏消毒，术者左手将穴区皮肤绷紧，将针头快速刺入穴位，深度达脂肪层下1/3处，然后将针芯内的毫针向前推进，直至把羊肠线植入穴位，出针后，紧压针孔，查无线头外露后用消毒棉签按压片刻即可，必要时可用创可贴包扎固定。以上治疗每周1次，共治疗10次，疗程为10周。治疗过程中要求患者合理饮食，不刻意节食，也不暴饮暴食。

2.脐周九穴法

主穴：中脘、下脘、天枢（双）、大横（双）、太乙（双）、关元。

操作：所选穴位处常规消毒，术者戴无菌手套，将生物蛋白线放入埋线针针管内，右手持埋线针，左手固定穴位，以15°将针快速刺入皮下，然后向下慢慢进针，得气后，边推针芯，边退针管，将线体植入穴位的皮下组织和肌肉之间。出针后若有出血则立即用干棉棒压迫针孔片刻以止血，并敷医用胶贴6h，2周埋线1次，治疗2次为1个疗程，共治疗3个疗程。

3.俞募配穴法

主穴：中脘、天枢、大横、气海、关元、水道、归来、肝俞、胆俞、脾俞、胃俞、三焦俞、肾俞、大肠俞、带脉。

配穴：瘀血阻络型取血海；痰湿中阻型取丰隆、阴陵泉；脾胃气虚型取足三里；痰湿化热型取曲池、阴陵泉。

操作：所选穴位皮肤消毒后，镊取一段PLGA高分子共聚物线体（其长为1cm），放入一次性埋线针的前端，在穴位消毒后进针（角度和深度根据患者脂肪层厚度及埋线部位确定，灵活采用直刺、斜刺或平刺到所需深度），出现针感（酸、胀）后，将PLGA高分子共聚物线体推入穴位皮下脂肪层与肌层间并退出针。针孔用消毒棉签按压，必要时可用创可贴包扎固定。每周1次，6周为1个疗程，休息4周后开始第2个疗程，共治疗2个疗程。

四、注意事项

1.严格无菌操作，防止感染。

2.埋线针针刺到达穴位后，勿提插捻转，盲目追求针感。

3.埋线时如有羊肠线或生物蛋白线露出皮肤外，一定要拔出，以免感染。如局部出现红、肿、热、痛，轻者热敷即可，重者应做抗感染处理。必要时完善相关辅助检查，进行专科处理。

4.胸背部穴位埋线时应注意针刺的角度，不要伤及内脏、脊髓；面部和肢体穴位埋线时应注意不要伤及大血管和神经。

5.埋线后需在针眼处贴创口贴，24小时保持创面干燥。

6.埋线后宜让患者休息片刻再走，以免出现术后反应，有异常现象应及时处理。

7.皮肤局部有感染或溃疡时不宜埋线。肺结核活动期、骨结核、严重心脏病、瘢痕体质及有出血倾向等患者也不宜埋线。

8.埋线后宜避风寒、调情志，以清淡饮食为主，忌烟酒、海鲜及辛辣刺激性食物。

五、临床研究及系统评价

1.穴位埋线法疗效肯定，取穴规律

通过检索多个数据库，搜索有关穴位埋线疗法对单纯性肥胖效果的随机对照试验，张选平等统计治疗选穴共有27个穴位，以天枢、中脘、丰隆、水分、阿是穴、大横等穴为主，认为穴位埋线治疗单纯性肥胖疗效肯定。王磊等发现穴位埋线治疗单纯性肥胖以辨病结合辨证选穴、辨病选穴较为常见，其中以辨病结合辨证选穴稍多，常用穴位有天枢、中脘、丰隆、大横、气海、关元、水分、足三里等，其中以天枢、中脘、丰隆尤为常用。穴位埋线治疗单纯性肥胖的用穴多数集中在胃经、任脉、脾经、膀胱经上。

2.穴位埋线法的临床疗效与多因素相关

王艳丽等用透穴埋线治疗单纯性肥胖患者1206例，结果发现透穴埋线减肥疗效和肥胖度基本成正比，同时疗效与年龄、就诊时间相关。患者肥胖程度越大，脂肪越多，且其减肥意志更坚定，治疗效果也会越好。研究中青少年的疗效比中老年患者的疗效显著，提示埋线减肥疗效与正气强弱呈正相关。因青少年新陈代谢旺盛，相应运动量大，穴位埋线较易显效。相对而言，春夏季比秋冬季疗效显著，因春夏季节新陈代谢快，可增加能量消耗而达到减肥的目的。

3.穴位埋线间隔时间因人而异，间隔时间短，疗程长，减肥效果更好

骆明军等采用穴位埋线治疗单纯性肥胖患者124例，每30天埋线1次，1次为1个疗程，共治疗3个疗程。治疗后，显效44例，有效51例，总有效率为76.6%。朱双益等选取门诊收治的84例单纯性肥胖患者，间隔15天埋线1次为1个疗程，6个疗程后观察疗效。结果为平均体重、平均腰围及BMI 3项指标均较治疗前明显降低，其中显效37例，有效42例，无效5例，总有效率为94.05%。

第四节 耳穴疗法

一、概述

应用耳部某些区域进行诊断和治疗疾病的耳穴疗法起源于古代，如《灵枢》中有言“耳焦枯受尘垢，病在骨”及“耳间青脉起者，掣痛”等，这是关于望耳诊病的最早记载，同时也提出根据耳的色泽来判断气血的盛衰。杨继洲在《针灸大成》中也有关于利用耳郭诊疗疾病的记载："耳门：耳前起肉，当耳缺者陷中……主耳鸣如蝉声，聤耳脓汁出，耳生疮，重听无所闻，齿龋，唇吻强。"民间经验中也有针刺外耳道口出血治胃痛、针刺耳轮治痄腮、针刺耳郭背面治疗烂喉丹痧等。《养生书》曰："以手摩耳轮，不拘遍数，所谓修其城郭，以补肾气，以防聋聩也。"近年来的临床实践证明，耳针可以提高免疫力，增强抗病能力，也表明耳针可以治病，也可防病。

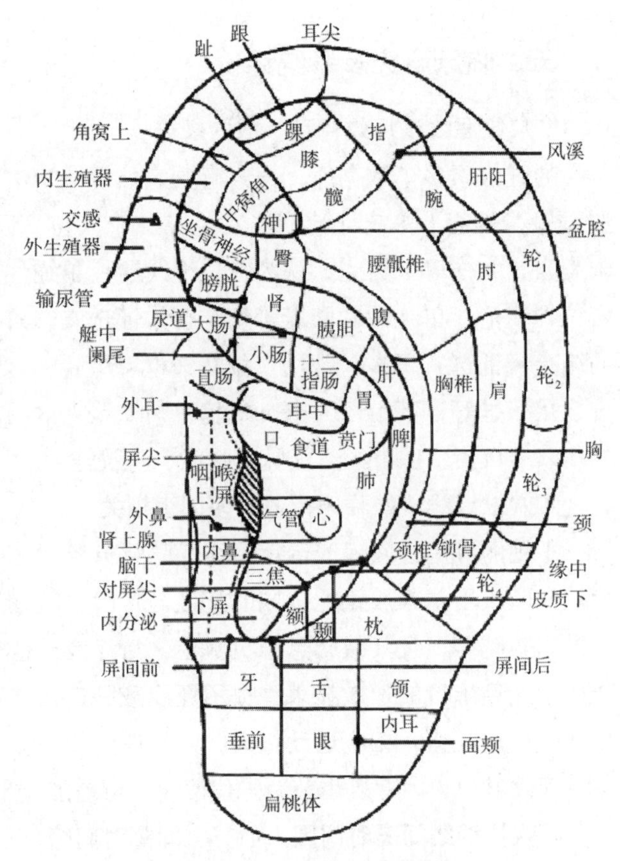

图6-4-1　耳郭分区示意图

"耳者，宗筋之所聚也。"人体十二经脉汇聚于耳，当内在脏腑发生功能失衡时，可反应于外在的耳郭上，"视耳之好恶，以知其性"。刺激外在的耳穴能够调节十二经脉及与其相联系的内脏功能，从而达到治疗疾病的目的。因此，耳穴与经络、脏腑密切相关，内外相通，耳穴既是疾病的反应点，又是疾病的治疗点。故耳穴疗法必须找准穴位，而取准耳穴的关键在于探穴，可借助耳穴探测笔或探棒在所取穴区内探寻敏感点（最痛点或称阳性反应点）。敏感点体现了耳穴病理反应的直接性，特别是病变相应部位寻找敏感点尤为重要，与治疗作用的优劣密切相关，穴位敏感点找得越准，作用越好，反之较差（图6-4-1）。

二、方法特点

1.耳穴疗法的调节作用具有双重性

西医学研究认为，耳郭上分布有较丰富的神经，各神经之间有丰富的吻合支，具有躯体神经、脑神经、交感神经相互吻合和重叠形成的神经丛。故刺激耳穴不是单一神经支配起作用，而是支配这一区域的整个神经网络共同发挥效应，因此对人体功能具有较好的双重调节作用。耳穴疗法在机体不同的状态下能发挥双向的良性调整作用，虚者能补，实者可泻，从而达到阴平阳秘、气机调和的效果。

2. 耳穴疗法适应证广，疗效确切

耳穴疗法对不同性别、年龄、肥胖程度患者的疗效均无显著差异。耳穴疗法疼痛轻且安全，能避免耳针的明显疼痛或因消毒不严格而致的耳软骨骨膜炎，并且该法不受条件限制，患者可每日不定时按压贴敷处数次，以加强刺激，作用持续，尤适合于慢性疾病，如单纯性肥胖。

3. 耳穴疗法简便易行，经济实惠，患者依从性好

耳穴疗法操作简单且安全，材料购买方便且便宜，且不受时间地点限制，患者可自行贴豆按压治疗。此外，耳穴疗法疼痛较小，患者接受程度高，治疗依从性好，也能保证疗效。

三、处方及操作

治则：健脾和胃，祛湿化痰。

1. 耳穴辨证磁珠贴压法

主穴：神门、交感、内分泌、三焦。

配穴：脾虚湿阻型配肺、脾；胃热湿阻型配胃、结肠、小肠；肝郁气滞型配肝、胆（胰）；脾肾两虚型配结肠、直肠、肺；食欲亢进型配口、外鼻、皮质下、胃。

操作：患者端坐位，耳郭用75%酒精常规消毒，用镊子将耳贴磁珠对准耳穴位中心（双面）紧贴后稍加按压片刻，手法适中，使患者耳郭感到胀、微痛、发热为度。每次取单侧耳穴，2~3天换贴1次。两耳交替，10次为1个疗程，疗程间休息7天。疗程期间，嘱患者每餐前按压耳穴3~5分钟，按压要有力度。食欲亢进或有饥饿感时增加按压次数。便秘者每日清晨起床前顺时针按揉腹部100~200次。一般治疗1~2个疗程。治疗中指导患者生活要有规律，积极参加锻炼，照常工作和生活。采用正确的饮食方法，即摄入高蛋白、低脂肪、低糖的食物。每日三餐不可少，晚餐尽量提前。

2. 王不留行压籽法

主穴：内分泌、缘中、兴奋点、额、丘脑、饥点、肾、大肠、三焦、肥胖相应部位（臀、腹）。

配穴：水肿取腹水点；便秘取便秘点；腹胀取脾点；口渴欲饮者取渴点。

操作：常规消毒，先用探测仪在穴区内探寻敏感点，再用脱敏胶布贴以王不留行籽。嘱患者每日自行压药粒6次以上，餐前必压耳穴，每次每穴按压20s左右，以有酸胀感为度，1周贴耳压2次，交替换贴另耳，耳压10次为1个疗程。

3.揿针耳穴法

主穴：内分泌、脾、胃、饥点、三焦、皮质下、神门、卵巢。

操作：先用耳穴探测仪或针尾在耳部所需要的穴位上找到敏感点，稍加压使之形成凹痕，作常规消毒后立即将揿针埋藏在凹痕中，并用小方块胶布固定。每次取3~4个耳穴，两耳交替用。每日于三餐前15分钟各按压耳穴1次，每次每穴约按50下。2~3天更换耳穴1次，8次为1个疗程，休息1个周后再进行第2个疗程。

四、注意事项

1.埋针后应在餐前半小时、两餐之间及晨起和晚睡前进行按摩，每次按摩15~30次，手法宜轻柔，用力均匀。

2.耳郭损伤或发炎禁止治疗。

3.对老年人、儿童及高血压、动脉硬化者针刺前后要适当休息。

4.耳针治疗时如发生头晕、恶心、心悸等症状，应停止治疗。

五、临床研究及系统评价

1.耳穴疗法治疗单纯性肥胖疗效确切

彭晶琪将150例单纯性肥胖患者按中医辨证分型取穴，用王不留行籽按贴于所取的耳穴上。每次取单侧耳穴，每天饭前15分钟按压所有穴位3~5分钟。3~5天更换1次，左右两耳交替进行。1个月为1个疗程，疗程结束后总有效率达82.7%。郝重耀等选取50例典型的单纯性肥胖患者，按“一调四增”的原则进行取穴，每周2次，周一取一组穴，周四取二组穴。贴压后，嘱患者每日自行按压3次，以有痛感为度，15次为1个疗程。结果：显效26例，有效21例，无效3例，总有效率为94%。

2.耳穴疗法健康、安全、无不良反应，且适用于肥胖儿童

薛冬群等发现耳穴贴压组在减轻体重，改善BMI、F%和腰围等方面有较好效果。较少研究中会有耳压处皮肤青紫、红斑等不良反应，及时处理后愈合较好，未见其他不良反应报道。史素杰在分析耳穴贴压治疗儿童单纯性肥胖的随机对照试验中，发现耳穴贴压可有效降低儿童BMI和体重，且该方法安全有效、无创伤、见效快、易被儿童接受。

第五节 皮内针法

一、概述

皮内针的针具虽源于日本，且近代才被引入国内，但皮内针的理论基础却在2000多年前的《黄帝内经》中已经形成。皮内针源于埋针法，《灵枢·官针》中所载“十二刺”中的浮刺法、直针刺法以及“五刺法”中的半刺法，均与埋针法有关。《素问·离合真邪论》亦载有“静以久留”的刺法。至魏晋，皇甫谧的《针灸甲乙经》对浅刺理论进一步总结，使皮内针理论基础更趋完善。

皮内针疗法的机制可概括为以点及面，以皮内针刺激穴位为点，当针尖刺入穴位皮下组织后，刺激神经末梢产生兴奋，通过神经节段的传导作用而到达中枢神经系统治疗面，从而激活神经调控功能。此外，针尖留置于皮下组织可诱导局部肥大细胞脱颗粒，引发超敏反应，而表皮的朗格汉斯细胞识别异物后可参与免疫应答，从而激活免疫调控作用。

皮内针疗法中的传统针具主要有图钉型和麦粒型两种。麦粒型针具为针尾呈椭圆颗粒状的皮内针，其形似毫针，长7mm或9mm，针尾为金属颗粒，常用直径为0.22mm或0.26mm的金、银或不锈钢丝制成；图钉型针具为针尾呈环形并垂直于针身的皮内针，长2mm或3mm，用直径为0.26mm的不锈钢丝制成。

不论是图钉型还是麦粒型，使用时都需进行无菌操作。皮肤平坦、屈伸度不大的部位，如背部，可用麦粒型皮内针，进针的方向与经脉形成十字交叉，在特殊情况下，可向心性或离心性进针；皮肤屈伸度较大的部位可用图钉型皮内针。

二、方法特点

相对于传统针灸的固定模式，皮内针疗法将针刺治疗与运动治疗相结合，具有行气活血、疏通经络、促进代谢的治疗作用。传统针灸在治疗中会出现滞针、断针、弯针等情况，给患者带来生理上的痛苦。而皮内针相对而言更为安全可靠，治疗时皮内针针尖只需要到皮下，不用深及脏腑，对血管、神经等不会造成损伤。而且皮内针针体较短小，在治疗时，患者疼痛感不强，针体埋藏于人体皮下或皮内位置，能够给穴道温和及持久的良性刺激，可以减少患者晕针的概率，加快疾病的痊愈。

三、处方及操作

主穴：肝俞、脾俞、肾俞、足三里、中脘、天枢、中极、关元、命门、太白、丰隆、三阴交。

配穴：脾虚湿阻型取丰隆、足三里；胃热湿阻型取曲池、合谷；肝郁气滞型固定选用肝俞，加太冲；脾肾两虚型固定选用脾俞、肾俞；阴虚内热型取内庭、太溪。

操作：穴位局部皮肤常规消毒，选一次性无菌皮内针（0.25mm×2.0mm），用消毒持针器分别刺入选取的穴位，并进行固定。

四、注意事项

1. 针刺时注意避开浅表血管，尽量不要刺到血管。针刺的深度以能看到针体在皮下行进，但不引起皮肤的凹陷为宜（看不见针体则太深，出现凹陷则太浅），以患者无痛和不影响活动为原则。

2. 注意消毒，进针时常规消毒，埋针期间针处不能碰水，夏季埋针不得超过1天，防止感染。若发现埋针处局部感染，应将针取出，并对症处理。

3. 埋针后适当按压，并活动患处以提高疗效。

4. 体表毛细血管扩张密布者不宜用此法，因容易造成皮下出血。

5. 溃疡、炎症、不明原因的肿块，禁止埋针。

五、临床研究及系统评价

1. 皮内针可有效减轻患者体重，随着体重的减轻，腰痛、膝关节痛等症状亦减轻

有研究为证明皮内针的减肥疗效，将20名25~70岁女性作为对象，用长3mm的皮内针于耳郭之胃、神门穴埋针，另用圆皮针于饥点留针，2周更换1次，连续治疗6个月。每2周用带有脂肪计的健康检测仪测量体重和脂肪率。结果：体重平均减少4.1kg，脂肪率平均减少3.6%。同时还发现，大多数人随着体重的

减轻，腰痛、膝关节痛等症状亦减轻。

2. 皮内针、常规针刺对单纯性肥胖并发高脂血症患者均有较好的治疗作用

杨智杰等将120例单纯性肥胖并发高脂血症患者按照随机数字表法分为2组，对照组60例予常规针刺治疗，治疗组60例予以皮内针治疗。每个疗程结束后观察2组肥胖相关指标变化，并统计疗效。结果显示，随着疗程的增加，皮内针与常规针刺均可以对单纯性肥胖并发高脂血症患者的血脂及肥胖相关指标有很好的改善作用；治疗2个疗程后，治疗组各项血脂指标及肥胖指标均明显改善；治疗3个疗程后，2组各项血脂指标及肥胖指标均明显改善，且治疗组胆固醇、三酰甘油、HDL-C及F%改善均优于对照组。由此可见，皮内针、常规针刺对单纯性肥胖并发高脂血症患者均有较好的治疗作用，且皮内针起效更快，作用持久，综合疗效更优。

第六节　穴位贴敷法

一、概述

穴位贴敷疗法有着极为悠久的发展历史，在我国现存最早的医方专著《五十二病方》中，就已有芥子捣敷头顶部，使局部红赤发疱以治蚖蛟的方法。春秋战国时期，穴位贴敷疗法已逐步运用于临床，如《灵枢·经筋》中就有关于马膏、白酒和桂外敷治“口僻”的记载。李时珍在《本草纲目》中曾提到，可用磁石末调面敷于胸上以治“大肠脱肛”。另有吴茱萸贴足心治“咽喉口舌生疮”，黄连末调敷脚心治疗小儿赤眼等，至今仍在沿用。

徐大椿在《医学源流论》中说：“今所用之膏药……用膏贴之，闭塞其气，使药性从毛孔而入其腠理，通经贯络，或提而出之，或攻而散之，较之服药尤有力，此至妙之法也。”古人所提出的“拔”“截”“提”“攻”，说明了膏药的治病特色，不仅在外治方面有消肿、拔毒、止痛、生肌、收口等治疗作用，同时通过穴位贴敷还能起到祛风散寒、调和气血、消痰痞、壮筋骨、通经络、祛风湿等全身治疗作用。

穴位贴敷疗法通过穴位的刺激作用和特定部位的药物吸收作用来发挥其本身的药理作用，也能调整各系统组织器官功能和机体的免疫功能，但主要是通过不同程度地增强网状内皮系统功能活动，增加体内各种特异性抗体及非特异性抗体等作用而实现的。经中药敷贴穴位，局部毛细血管得到扩张，血液循环加速，这对血液成分的改变可起到调整作用。此外，中药穴位贴敷疗法对神经、体液及内分泌都有一定的影响。

二、方法特点

穴位贴敷疗法的作用机制比较复杂，尚不完全清楚。目前认为其可能的机制有以下3个方面：一是穴位的刺激与调节作用；二是药物吸收后的药效作用；三是二者的综合叠加作用。而穴位贴敷疗法存在及发展的根源在于其自身的优越性。

1.作用直接，适应证广

穴位贴敷疗法通过药物直接刺激穴位，并通过透皮吸收，使局部药物浓度明显高于其他部位，作用较为直接。“可与内治并行，而能补内治之不及”，其适应证遍及临床各科。

2.用药安全，诛伐无过

穴位贴敷疗法不经胃肠给药，没有损伤脾胃的弊端，使用过程既安全，又可达到“治上不犯下，治下不犯上，治中不犯上下”的疗效。

3.取材广泛，简单易学，便于推广

穴位贴敷疗法所用药物除极少数是名贵药材外，绝大多数为常见中草药，价格低廉，且容易获取。其配伍及制作也较为简单易学，不需特殊的医疗设备和仪器。其使用方法也十分简便，局部常规消毒后直接贴上即可。

三、处方及操作

主穴：中脘、关元、气海、天枢、水道、大横。

操作：将制南星、三棱、莪术、大黄、冰片等药物研成粉末，按3：3：3：3：1比例混合均匀，加甘油调成膏状，制成大小约1.5cm×1.5cm、厚度约0.3cm的药帖，贴于以上穴位处，并用胶布固定，保留6~8小时后由患者自行取下，每日1次。

四、注意事项

1.贴敷部位无水疱、破溃者，可用消毒棉签蘸温水、植物油或石蜡油清洁皮肤上的药物，擦干后即可再敷贴。贴敷部位已起水疱或破溃者，应待皮肤

愈后再贴敷。

2.小的水疱一般不必特殊处理，让其自然吸收。大的水疱应以无菌针具挑破其底部，排尽液体，消毒以防感染。破溃的水疱应做消毒处理后，外用无菌纱布包扎，以防感染。

3.对胶布过敏者可改用无纺布制品固定贴敷药物。

五、临床研究及系统评价

1.中药穴位贴敷疗法患者依从性较好，临床疗效广泛

尹丽丽将58例肥胖症患者采用中医穴位贴敷疗法，每日1次，1个月为1个疗程。3个疗程结束后痊愈10人，显效27人，有效12人，总有效率为84.48%。穴位贴敷使用方便、节省时间，几乎无痛苦，患者接受程度高，依从性好。除体重下降外，对改善乏力、气喘、活动能力低下、便秘等肥胖伴随症状也具有肯定疗效。与此同时，患者血糖亦有所下降，说明穴位贴敷对于早期代谢异常患者的血糖具有调节作用。

2.穴位贴敷发挥药物疗效和穴位持久刺激的双重作用，优于单一毫针减肥

王艳等将50例单纯性肥胖患者随机分为腹针结合中药穴位贴敷治疗组和单纯腹针对照组。治疗组在对照组的基础上，于腹部腧穴上固定药物贴敷，保留2~6小时后由患者自行取下。疗程结束后治疗组有效率为96%，对照组为80%，两组比较差异有显著性意义。腹针和穴位贴敷相结合予以特定腧穴的双重刺激，起到最大化调理脾肾和胃肠作用，能够促进新陈代谢，减少局部脂肪堆积，继而达到除湿化痰祛瘀、减肥消脂的目的。

张晓梅将32例以肥胖为主要临床表现就诊的门诊患者采取电针结合穴位贴敷疗法进行治疗。电针强度以患者可以耐受的疏密波或连续波为度，每次留针30分钟，穴位贴敷腹部主穴及双侧下肢主穴，共治疗2个疗程。结果为临床痊愈9例，显效15例，有效5例，无效3例，有效率为90.63%。

第七节　拔罐法

一、概述

在马王堆汉墓出土的帛书《五十二病方》中就有关于“角法”的记载：“牡

痔居窍旁，大者如枣，小者如核者，方以小角角之，如孰（熟）二斗米顷，而张角。”晋代葛洪《肘后备急方》、唐代王焘《外台秘要方》中皆提到角法，而在《外科正宗》中又被称为“拔筒法”。到了宋金元时期，竹罐已完全代替了兽角。拔罐疗法的名称，亦由“吸筒法”替换了“角法”。

除了兽角、竹罐、陶罐及金属罐等传统罐具外，近年来创制出很多新的器具，诸如玻璃罐、橡皮罐、塑料罐及穴位吸引器等。拔火罐对皮肤毛孔有吸拔作用，刺激穴位和经络，从而引导营卫之气运行输布，鼓动经脉气血，濡养脏腑、组织、器官，同时使虚衰的脏腑功能得以振奋，调整机体的阴阳平衡，使气血得以调节，畅通经络，从而达到活血祛瘀、化痰除湿、降脂化浊的减肥效果。

西医学认为，由于火罐负压的刺激，促进了局部毛细血管的血液循环，能使局部毛细血管扩张，改善毛细血管的血流状态，改善局部组织营养状态，提高新陈代谢，增强血管壁通透性及白细胞吞噬活动，增强人体功能及人体免疫能力。火罐内压对局部部位的吸拔，还能加速血液及淋巴液循环，促进胃肠蠕动，从而改善消化功能，使机体新陈代谢加快，产热及脂肪消耗增加，既可减去体表脂肪，又可减去体内深层脂肪，从而达到安全、保健、快速减肥的目的。

二、方法特点

拔罐法具有历史悠久、方法独特、简便安全、容易操作、适应广泛、疗效稳定、设备简单、对周围环境无特殊要求的特点，是一种从临床实践中总结和完善出来的、行之有效的单纯物理疗法。

1.适应证广泛

凡是能够用针灸、按摩、中药等方法治疗的各种疾病基本上都可以使用拔罐法，尤其对于各种疼痛性疾病，软组织损伤，急、慢性炎症，风寒湿以及脏腑功能失调、经脉闭阻不通所引起的各种病症，均有较好疗效。有些疾病应用西医学的手段治疗效果不好时，往往使用拔罐疗法而奏效。

2.疗效好，见效快

尤其是即时效应明显，有些疾病往往一次见效或痊愈，如一般的腰背疼痛，在疼痛部位拔罐之后立即感觉疼痛减轻或消失；感冒发热，在大椎穴刺血拔罐或膀胱经走罐1次，多数患者即可治愈。

3.简单易学，无不良反应

拔罐法本身源于民间，其操作方法简单，许多人在家中即可进行简单的拔罐治疗。一般而言，只要按规程操作，几乎不会引起烫伤，且无任何不良反应。

4.经济实用，易于推广

采用拔罐法不仅可以治疗疾病，而且可以减轻患者的经济负担。如果患者家属熟练掌握操作方法，可买一套负压罐或玻璃罐，也可临时采用玻璃杯或罐头瓶代替，且这些罐具可反复使用。

三、处方及操作

治则：行气活血，健脾除湿。

1.闪罐法

主穴：中脘、关元、天枢、水道、外陵、大横、水分。

操作：用闪火法对上述穴位反复快速闪罐，约20分钟，直至皮肤潮红。局部肥胖可沿上臂（大肠经）、大腿（胃经）、臀部（膀胱经）等区域进行闪罐。每日1次，12次为1个疗程，疗程间休息3日。

2.走罐法

主穴：足太阳膀胱经第一侧线从大杼到白环俞，第二侧线从附分到秩边穴。

操作：罐口涂好刮痧油后，将火罐沿脊柱两侧膀胱经缓缓推动数次，以皮肤潮红为度。1周2次，1个月为1个疗程，共治疗2个疗程。

3.扬刺摩罐法

主穴：曲池、中脘、关元、丰隆、内庭、阿是穴。

配穴：腹腰肥胖取大横、带脉、滑肉门；臀部肥胖取秩边、居髎；大腿肥胖取伏兔、风市、殷门；肩部肥胖取臂臑。

操作：阿是穴采用扬刺摩罐法，选取适宜规格的针具在阿是穴中心处直刺1针，上下左右沿45°向阿是穴中心各斜刺1针，留针30分钟。起针后局部涂抹润滑剂闪火拔罐，然后轻提罐体，并在局部逆时针或顺时针转动罐体，若部位较大可走罐，以皮肤颜色发红为度，一般摩罐20分钟。其他腧穴常规针刺，每日或隔日1次，15次为1个疗程。

4.电磁罐疗法

主穴：华佗夹脊穴。

耳穴：肺、胃、脾、三焦、交感、皮质下、内分泌、脑、饥点。

操作：常规消毒后，用电磁罐内设的电子笔对华佗夹脊穴进行穴位点刺，而后拔罐，留罐10分钟左右，每3日1次，7次为1个疗程。每次用电磁罐内设的电子笔对每个耳穴刺激5~10下，每日1次，10次为1个疗程。

5.刺络拔罐法

主穴：关元、丰隆、足三里、天枢、大肠俞。

配穴：大便秘结者取大横；腹部肥胖者取水分；月经不调者取血海。

操作：患者取仰卧位，常规消毒后，先用梅花针、三棱针快速点刺穴位局部皮肤，使皮肤红润，稍有渗血，再将火罐迅速拔在刺血部位，火罐吸着后，留置时精心观察出血多少决定拔罐的时间。血少可时间稍长，血多即刻取罐。一般留罐10~15分钟。起罐后，用消毒纱布擦净血迹，每次吸出的血不可太多。注意腹部穴位以轻刺小罐为主。前10日每3日治疗1次，10日后每5日治疗1次，1个月为1个疗程，共治疗2个疗程。

四、注意事项

1.施术部位的皮肤要平坦，肌肉应比较丰满，最好先洗净擦干。

2.如用棉棒或棉球蘸酒精擦拭罐壁时，所用酒精不要过多，燃烧时注意不要将罐口烧热，以免烫伤局部皮肤。

3.心尖搏动处、骨性突出部位、血管丰富部位以及乳房等部位，一般不宜拔罐。

4.根据病情拔罐，一般为轮流取穴，一次不宜过多。局部瘀血尚未消退时，不宜再于原部位重复拔罐。

5.拔罐过程中，切勿移动体位，以免火罐脱落。

6.拔罐时注意保温，避免受风着凉。

五、临床研究及系统评价

1.火罐法疗效确切，安全无痛

为观察火罐法对治疗单纯性肥胖的疗效，李健等根据肥胖的不同程度，对37例肥胖门诊患者选用中号或大号火罐进行治疗。具体操作为在患者腹部及局部肥胖部采用快速反复的闪罐法，腰背部采用走罐法。每日1次，12次为1个疗程，疗程间休息3天。经3个疗程后，总有效率为83.78%。

2.火罐法疗效优于口服西药，尤其适用于腹型肥胖患者

田丰伟等将75例单纯性肥胖患者随机分为治疗组（神阙八阵穴闪罐治疗）

42例和对照组（口服食欲抑制剂西布曲明）33例，治疗组采用中号火罐，以闪火法刺激腹部，主要沿顺时针方向刺激以神阙穴为中宫，以神阙穴至关元穴长度为半径作的圆周上的8个穴位。每穴多次，反复闪罐，以腹部刺激部位潮红出汗为度。每日1次，每次20~30分钟。1周治疗5次，20次为1个疗程。对照组采用食欲抑制剂西布曲明，每日口服1片，4周为1个疗程。2个疗程后发现：治疗组体重及BMI指数变化虽与对照组相当，但神阙八阵穴闪罐疗法在改善F%及腰围上优于药物治疗，且不具有药物治疗的不良反应，也没有针刺的疼痛不适感，患者易于接受。

3.火罐法搭配其他针灸疗法，临床综合疗效更佳，瘦身减脂更快

傅惠萍采用腹部透刺加闪罐治疗63例单纯性腹型肥胖患者，毫针平透刺至脂肪层，其中关元、大横、中脘3针均透向神阙，得气后，分别接通电针仪，用连续波，强度以患者耐受为度，配穴均直刺得气后留针30分钟。出针后用中号玻璃火罐，以闪罐法刺激神阙穴旁开4寸圆周范围及脂肪较厚范围，顺时针方向反复闪罐直至局部皮肤潮红。隔日1次，20次为1个疗程。治疗3个疗程后，体重、腰围明显下降，显效率为100%。陈莎莎等运用针刺及走罐治疗脾虚湿阻型肥胖患者30例，总有效率为83.3%。马素起将60例脾虚湿阻型女性患者随机分为2组，治疗组给予针刺及拔罐治疗，对照组仅给予针刺治疗。治疗组总有效率为90.00%，对照组总有效率为83.3%，治疗组优于对照组，差异有统计学意义。

综合疗法在减轻患者体重、减小腰围方面疗效明显。其原因在于针刺透刺时的刺激量大，结合电针的节律性振动，既可增强穴位自身的功效，又可加强局部脂肪细胞的分解代谢。再叠加火罐的温热刺激，促进气血运行，加快组织代谢，使体内脂肪快速分解，排毒清热，从而达到减脂的目的。

第八节　刮痧法

一、概述

刮痧法为中医外治法之一，被认为是由推拿、针灸、拔罐、放血等疗法变化而来。刮痧法最早可追溯到2000多年前的战国时期，《扁鹊传》最早记载了刮痧法治病。唐代开始运用苎麻刮痧治病，称为“戛法”。元代的医学著作《世医得效方》中对刮痧治病有较详细的记载。明朝医家张景岳在《景岳全书》中对民间刮痧治病进行了研究和总结，并将理论运用于医疗实践。清代则出现了第一部痧证研究的专著，即郭志邃所著的《痧胀玉衡》。从17世纪至20世纪初，刮痧法不仅在民间广泛应用，而且在医学界逐渐得到了重视。众多医家对刮痧法进行了广泛的研究和应用，使其治疗范围不断扩大，治疗方法不断完善，刮痧工具不断丰富和精细，刮痧润滑剂也日趋科学化、专业化。

现代刮痧的器具主要包括刮具和刮痧介质，其种类多样，形状各异，可根据不同的施术部位、病情需要及刮痧手法来正确选用。历代使用的刮具有很多，比如苎麻、长发、麻线、棉麻线团、铜器、银器、檀香木、沉香木、瓷碗、陶瓷调羹、木梳背、贝壳等，但随着时代的发展和科技的进步，原来使用的有些刮具已经淘汰，有的沿用至今，现代也有新型的刮具。目前常用的刮具主要由砭石、玉石、牛角等制作而成。刮痧时使用的润滑剂多为油性剂，在刮痧板与皮肤间起润滑作用。刮痧油由多种具有疏通经络、活血化瘀、消肿止痛、软坚散结功效的中药与润滑性油质提炼而成（图6-8-1）。

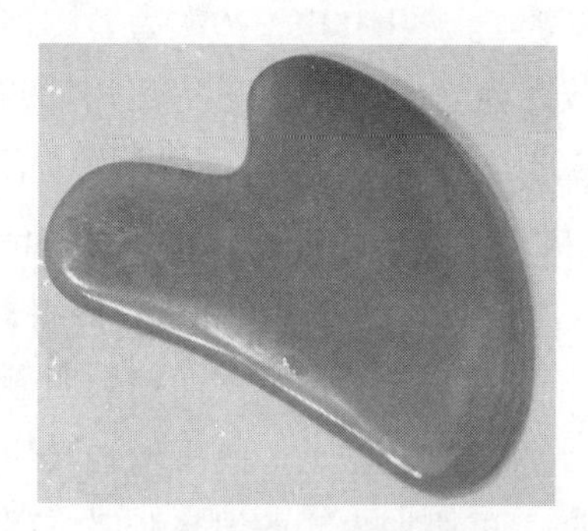

图6-8-1　刮具

刮痧作用于体表皮肤，直接刺激末梢神经，可使局部皮肤充血，毛细血管扩张，血液循环加快。同时刮痧的刺激还可通过神经-内分泌调节血管舒缩功能和血管壁的通透性，增强局部血液供应而改善全身血液循环。此外，刮痧还可通过经络的传导作用，发挥宣通气血、发汗解表、舒筋活络等作用，从而调整脏腑功能，使阴阳达到相对平衡的状态。

二、方法特点

1.刮痧补泻

相对于刺法和灸法，刮痧法偏于泻，但仍具有补的作用。刮痧法的补泻，与刮拭力量的轻重、速度的快慢、时间的长短、刮拭的长短、刮拭的方向、配合疗法等诸多因素有关。

刮拭按压力小，刮拭速度慢，刺激时间较长为补法；刮拭按压力大，刮拭速度快，刺激时间较短为泻法。选择痧痕点数量少者为补法；选择痧痕点数量多者为泻法。操作顺着经脉运行的方向为补法；操作逆经脉运行的方向为泻法。刮痧后进行温灸者为补法；刮痧后进行拔罐者为泻法。补法适用于年老、体弱、久病、重病或体形瘦弱之虚证患者；泻法适用于年轻体壮、新病、急病、形体壮实之实证患者。

平补平泻刮拭方法为按压力大，刮拭速度慢；或按压力小，刮拭速度快；或按力中等，速度适中，常用于保健或虚实兼见证的治疗。

2. 按压力

刮痧时除向刮拭方向用力外，更重要的是要有对肌肤向下的按压力，须使刮拭的作用力传导到深层组织，才能达到刺激经脉和穴区的深度，这样才有治疗作用。刮板作用力透及的深度应达到皮下组织或肌肉，如作用力大，可达到骨骼和肌肉。刮痧最忌不使用按力，仅在皮肤表面摩擦，这种刮法，不但没有治疗效果，还会形成表皮水肿。但人的体质、病情不同，治疗时按压力强度也不同。各部位的局部解剖结构不同，所能承受的压力强度也不相同，在骨骼凸起部位按压力应较其他部位适当减轻。力度大小可根据患者体质、病情及承受能力决定。正确的刮拭手法，应始终保持稳定的按压力，刮拭速度均匀，力度平稳。

3. 点、面、线相结合

点即穴位，穴位是人体脏腑经络之气输注于体表的部位。面即指刮痧治疗时刮板边缘接触皮肤的部分，约有1寸宽。这个面，在经络来说是其皮部；从全息穴区来说，即为其穴区。线即指经脉，是经络系统中的主干线，循行于体表并连及深部，约有1mm宽。点、面、线相结合的刮拭方法，是在疏通经脉的同时，加强重点穴位的刺激，并掌握一定的刮拭宽度。因为刮拭的范围在经脉皮部的范围之内，经脉线就在皮部范围之下，刮拭有一定的宽度，便于准确地包含经络，而穴区，更是具有一定面积的区域。

4. 刮拭长度

在刮拭经络时，应有一定的刮拭长度，如需要治疗的经脉较长，可分段刮拭。重点穴位的刮拭除凹陷部位外，也应有一定的长度。一般以穴位为中心，上下总长度为4~5寸，在穴位处重点用力。在刮拭过程中，一个部位刮拭完毕后，再刮拭另一个部位。遇到病变反应较严重的经穴或穴区，刮拭反应较大时，为缓解疼痛，可先刮拭其他经穴处，再刮拭病变处。

三、处方及操作

（一）经络刮痧点穴法

1.患者先取俯卧位，由点、面、线制造的刮痧板依次沿督脉、华佗夹脊、膀胱经，也就是心肺区、脾胃区、生殖泌尿系，由上向下刮推至长强，其中脂肪厚积处要多刮，反复刮推。

2.取仰卧位，依次刮推手阳明大肠经、手少阳三焦经、手太阳小肠经，由上至下分刮，手法要轻柔均匀，以患者能耐受为度。腹部先刮推任脉，再依次刮推肾经、胃经、脾经等，最后由剑突沿肋弓刮至带脉。手法要柔和有力。

3.点按膻中、中脘、水分、大横、天枢、气冲、足三里、丰隆、上巨虚、下巨虚等穴，每穴点按1分钟。要点按至得气，以患者有酸、胀、麻感为度。每日1次，15次为1个疗程，连续治疗2个疗程。

（二）循经刮痧法

1.背部

患者取俯卧位，用直线泻刮法，刮拭脊柱两侧夹脊穴，也可分胸段、腰段刮拭，每侧刮20~30次。

2.腹部

患者取仰卧位，首先用手按揉腹部，使患者消除紧张情绪。先用角刮法、重刮法，刮拭腹部任脉，分别从上脘向下刮至中脘、下脘，从气海向下刮至关元、中极，中间绕开肚脐，重点刮拭中脘、气海、关元，刮拭20~30次；再用边刮法、重刮法，刮拭腹部两侧足阳明胃经，从天枢向下刮至归来，重点刮拭天枢、水道，每侧刮拭20~30次；最后用直线泻刮法，刮拭腹部足太阴脾经，主要从大横刮至府舍，每侧刮拭20~30次，重点刮拭大横。此外再按逆时针方向，绕脐弧线刮5~10次。

3.四肢部

患者取仰卧位，用直线泻刮法，主要刮拭上肢手太阴肺经循行区域，从孔最刮至列缺，然后刮拭手阳明大肠经的循行路线，从曲池至温溜，重点刮拭曲池，每侧刮拭20~30次；下肢主要刮拭足阳明胃经和足太阴脾经的循行路线，重点刺激足三里、丰隆和阴陵泉。

（三）经络结合足部全息穴刮痧

主穴：

背部：膀胱经——脾俞至肾俞。

腹部：任脉——中脘至关元；胃经——双侧天枢至水道。

上肢：肺经——双侧孔最至列缺；大肠经——双侧曲池、合谷。

下肢：胃经——双侧梁丘、丰隆；脾经——双侧公孙、三阴交。

足部全息穴：双侧足底部胃区、脾区、肺区、大肠区、膀胱区。

操作：刮痧一般先左脚后右脚，按足底、足内侧、足外侧、足背的顺序进行，手法由轻渐重。在刮痧部位涂抹适量刮痧油，手持刮痧板，将刮痧板的1/2长边或整个长边接触皮肤，刮痧板向刮拭的方向倾斜，刮拭角度尽量小于45°，自上而下向同一方向缓慢刮拭。在患者体表部位轻轻向下顺刮，逐渐加重。沿同一方向刮拭，力量均匀，采用腕力，实证选用泻法（刮拭力度重），虚证选用补法（力度轻）。隔3日治疗1次，每个部位刮拭3~5分钟或20次左右即可，10次为1个疗程，治疗4个疗程。

注意：过饥过饱、情绪激动时不宜使用此方法。

四、注意事项

1. 刮拭力度根据患者的体质和承受度决定，刮至出痧即可。

2. 刮拭过程中注意和患者交流，观察其反应，以防晕刮；同时，注意保暖及保护患者隐私。

3. 刮痧结束后饮温开水约200ml，促进新陈代谢，帮助体内毒素排出。

4. 刮拭后注意避风；出痧3小时内忌洗凉水澡；禁食生冷、油腻、刺激之品。

5. 瘀斑未消前，不宜在原处再次刮拭。

五、临床研究及系统评价

1. 刮痧法治疗单纯性肥胖不仅有效，且具有自身优势

梁坤等将80例单纯性肥胖患者随机分为刮痧治疗组和针刺对照组，治疗5周后发现刮痧治疗组患者总有效率为91.30%，针刺对照组患者总有效率为

95.65%。研究中刮痧和针刺治疗均有效，且针刺效果优于刮痧效果，但常规针刺治疗对于操作人员的技术要求高，且具有疼痛、难以坚持的弊端。刮痧治疗操作简单，患者可自行操作，痛苦少，成本低，减少针刺治疗的痛苦及每日就诊的麻烦，尤其适合生活、工作节奏快的肥胖人群。与常规针刺相比，刮痧具有明显的优势，是一种值得推广的现代减肥理念。

2.刮痧法疗效明显，且优于针刺疗法

段俊俊将90例单纯性肥胖患者随机分为经络结合足部全息穴刮痧组和体针治疗组，治疗后两组患者体重均明显降低，经络结合足部全息穴刮痧组治愈8例，显效21例，有效10例，无效6例，总有效率为86.67%；体针治疗组治愈6例，显效19例，有效11例，无效9例，总有效率为80.00%，经统计分析，经络结合足部全息穴刮痧组的总有效率优于体针治疗组，且经络结合足部全息穴刮痧组患者体重下降程度显著优于体针治疗组。

3.刮痧法可配合其他疗法，加强临床减肥效果

吴军君等将108例单纯性肥胖患者采用针刺配合刮痧法治疗。针刺取穴中脘、足三里、天枢、三阴交、丰隆、水道，接通电针仪，调至疏密波，电流强度以患者能耐受为度，留针30分钟，每日1次。刮痧以背部膀胱经背俞穴为主，以皮肤潮红为度，每周2~3次。疗程结束后发现总有效率为84.26%，体重、腰围及BMI均有明显改善。

陈志芳将89例单纯性肥胖患者随机分为经络刮痧组、水穴点穴组和经络刮痧结合水穴点穴治疗，治疗后3组患者体重、BMI、F%均有明显改善，总有效率分别为86.21%、80.00%、93.33%。经卡方检验，经络刮痧结合水穴点穴治疗组疗效最佳，患者腰围、臀围较治疗前明显减小。

第九节　艾灸法

一、概述

艾灸法历史悠久，起源于火的发明和使用。人们偶然发现了用火熏烤或烧灼某些部位，可以减轻或治愈病痛，于是就采取用火烧灼的方法治疗某些疾病，由此产生了灸法。灸法的早期文字记载于《阴阳十一脉灸经》和《足臂十一脉灸经》中。《黄帝内经》多篇提到艾，也证明当时盛行的是艾灸法。在《灵枢·官能》中指出："针所不为，灸之所宜。"《医学入门》亦云："药之不及，针之不到，必须灸之。"可见灸法很早就被人们所重视，且因灸法作用的优越性而广泛流传。

灸疗的用药情况，虽比不得内治法丰富，但从各种隔物灸及太乙、雷火针灸的临床应用情况而言，灸疗的辨证论治可见一斑。灸疗的主要原料是艾。清代吴仪洛在《本草从新》中说："（艾叶）苦、辛。生温、熟热，纯阳之性。能回垂绝之元阳，通十二经，走三阴。理气血，逐寒湿，暖子宫，止诸血，温中开郁，调经安胎……以之灸火，能透诸经而除百病。"艾对人体的良性刺激，能抑制脏腑功能亢进，也可以使衰退的脏腑功能趋向生理的平衡状态。

艾灸法作用于人体主要表现的是一种综合作用，是各种因素相互影响、相互补充、共同发挥的整体治疗效应，主要表现为局部刺激（局部化脓灸、隔物灸）、经络腧穴（特定选穴）、药物等的有机联系。即艾火刺激配合药物，必然增加了药物的功效，芳香药物在温热环境中特别易于吸收；艾灸施于穴位，则首先刺激了穴位本身，激发了经气，调动了经脉的功能使之更好地发挥行气血、和阴阳的整体作用。

二、方法特点

1. 局部刺激作用

艾灸的温热刺激，可使局部皮肤毛细血管扩张、充血，改善血液循环和淋巴循环，缓解和消除肌肉痉挛，提升局部皮肤组织的代谢能力，促进炎症、粘连、渗出、出血等病理产物的吸收；也可引起大脑皮质抑制扩散性物质，减少神经系统兴奋性，发挥镇静、镇痛的作用；同时，热疗也能促进药物的吸收。

2. 经络调节作用

经络腧穴对药物具有外敏性。即用同样的艾灸方法，选择一定的腧穴或体表点，其作用明显不同。经络并不是一个简单的体表循行路线，而是多层次、多功能、多形态的调控系统。在穴位上施灸时，影响其多层次的生理功能，在这种循环感应过程中，它们之间产生相互激发、相互协同、作用叠加的结果，导致了生理上的放大效应。

3.调节免疫功能作用

许多实验证明艾灸具有增强人体免疫功能的作用。艾灸可提高白细胞和巨噬细胞的吞噬能力，特别是灸后能使T淋巴细胞高值降低、低值升高，即艾灸有双向调节功能。特别是在病理状态下，这种良性调节作用表现更加明显。

艾灸作为一种外在治疗手段，只能通过人体反应性这一内因起作用。研究发现，相同的灸疗对患相同疾病的患者，其感传不一样，疗效也不尽相同，究其原因，就是人体的反应性各有差异。故须在中医整体观念和辨证论治思想指导下，临证进行合理选择、灵活运用，以便能发挥灸疗最大的效能。

三、处方及操作

治则：健脾化湿、清热和胃、调和冲任。

1.温针灸疗法

主穴：中脘、阴交、水分、关元、天枢（双）、大横（双）。

配穴：胸脘痞闷，头身困重者取阴陵泉、太白、丰隆、三阴交；头晕眼花，腰膝酸痛者取太溪、照海、关元；善太息，精神抑郁，胁肋胀痛，胸闷者取太冲、期门。

操作：常规消毒后，用针灸针刺入穴位，接电针，疏密波，留针40分钟，截取艾条1cm，用锥子在正中心穿一小洞，插在针柄上，点燃艾条，以患者耐受温热为度，若感觉太热，可以上提针灸针，减轻刺激，要求施灸局部发红，深部组织发热。艾条燃烧约20分钟。每日1次，10次为1个疗程，连续治疗3个疗程（图6-9-1）。

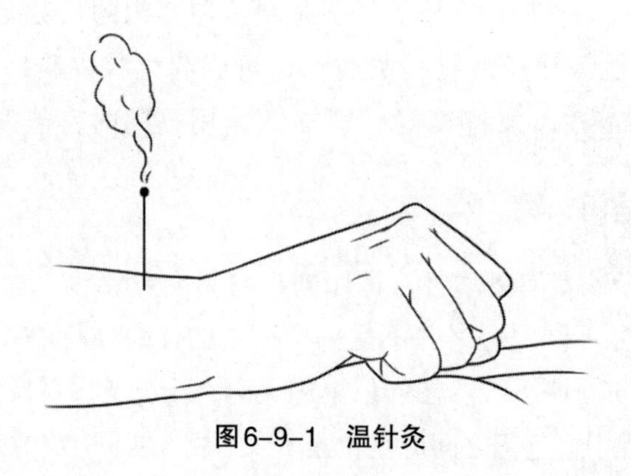

图6-9-1　温针灸

2. 督灸疗法

主穴：督脉大椎至腰俞。

材料准备：督灸药粉由附片、肉桂、木香、砂仁、茯苓等按比例混合，将药物超微粉碎混合，备用。

姜泥制作：姜3000g，洗净，切块，用粉碎机打碎成姜泥，备用。

操作：患者裸后背俯卧于治疗床上，医者用指甲沿患者脊柱正中自大椎至腰俞逐节压“十”字痕迹；用15%酒精棉球沿“十”字痕迹常规消毒3遍。将督灸粉均匀地撒于施术部位；截取宽度约6cm、长度与患者脊柱等长的桑皮纸，敷盖在督灸粉上，将姜泥依次平铺在桑皮纸上，并按压紧实呈上窄下宽的梯形姜墙，要求底宽3cm、高2cm、顶宽2.5cm，用拇指在姜墙中央压出一凹槽；最后在姜墙上自上而下首尾叠加放置纺锤形艾炷，将艾炷三等分，分别于上、中、下等分处点燃，任其自然燃灭，此为督灸第1壮；燃毕换第2壮，点燃上、中、下及上下1/4处；燃毕换第3壮，点法同第1壮。待完全燃尽后移除艾灰及姜泥，用毛巾清洁背部残留督灸粉，督灸结束。每10日治疗1次，3次为1个疗程，共治疗2个疗程（图6–9–2）。

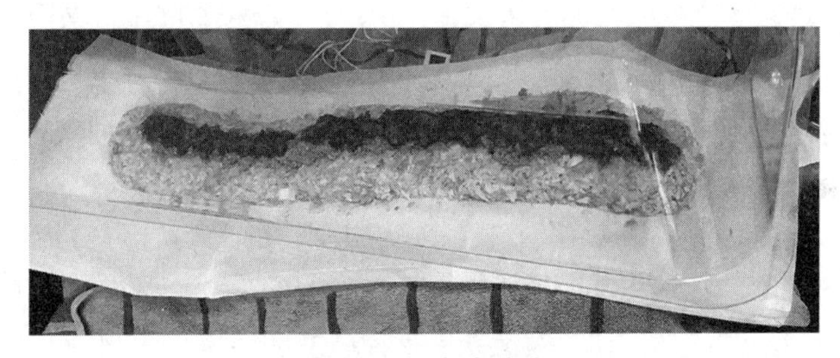

图6–9–2　督灸疗法

3. 雷火灸疗法

主穴：中脘、阴交、水分、关元、天枢（双）、大横（双）。

配穴：胸脘痞闷，头身困重者取阴陵泉、太白、丰隆、三阴交；头晕眼花，腰膝酸痛者取太溪、照海、肾俞、关元；善太息，胁肋胀痛者取肝俞、太冲、曲泉、期门。

操作：①脐周8穴，先按顺时针用旋转法绕圈灸，2s左右绕一圈，不可过快或过慢。5圈后用手按1次，共灸10圈；再按逆时针用旋转法绕圈灸，2s左右绕一圈，不可过快或过慢，5圈后用手按1次，共灸10圈。②辨证所取穴位用雀啄法灸，每穴灸30次，大约2分钟，每10次后用手按压1次。全部操作步骤需40~50分钟。7日为1个疗程，连续治疗3个疗程。

4. 隔姜灸疗法

主穴：阳池、三焦俞、足三里、中极、关元。

配穴：地机、命门、三阴交、大椎、天枢、丰隆、太溪、肺俞。

操作：每次选主穴及配穴各两个，用隔姜灸法，每穴灸7壮。一般以局部皮肤出现红晕而不起疱为度。每日1次，1个月为1个疗程。

5. 神阙穴疗法

主穴：神阙穴。

操作：常规消毒后，先将食盐填平脐孔，再切取厚约5mm的生姜，在中心处用针穿刺数孔，上置艾炷（如蚕豆大小、上尖下大的圆锥状）放在神阙穴上施灸。如患者感觉灼热不可忍受时，可将姜片向上提起，衬一些干棉花，继续灸，灸2壮。隔日1次，15次为1个疗程。

6. 麦粒灸疗法

主穴：

组一：外陵、大横、气海、阴陵泉；组二：天枢、滑肉门、水道、三阴交。

配穴：眩晕较重者取百会、印堂、太溪、太冲；脘腹胀满者取中脘；神疲乏力者取气海、关元、足三里；便秘者配照海、支沟；痰多者配丰隆；月经不调者配地机、血海。

操作：将少许艾绒置于左手食、中指之间，用拇、食、中3指将艾绒揉成适当大小的艾团，然后将艾团置于拇、食二指之间，大拇指向前，用力将艾团搓紧，艾团即成纺锤形，如麦粒大。左手捏住艾团，露出大部分，右手用无齿镊尖端紧紧夹住艾团露出部分的根部，横向用力扯下，即形成圆锥形艾炷。用无齿镊将艾炷放置在已涂了少许跌打万花油的穴位处，用点燃的线香在艾炷的尖端将艾炷点燃。待患者觉局部温热感明显时，用镊子取下未燃尽的艾炷，置于装有水的垃圾缸中。每穴5壮，主穴每次1组，两组主穴交替取穴，配穴随症加减，隔日1次。

7. 多功能艾灸仪疗法

主穴：水分、神阙、天枢、阴交、关元、滑肉门、水道、足三里。

配穴：辨证取穴或局部肥胖处取穴。

操作：应用多功能艾灸仪，将灸头固定在穴位上，仪器直接设置为温灸，根据患者耐热情况调节温度。灸后以穴位处潮红为宜。每日1次，所选穴位同时施灸，时间30分钟，30天为1个治疗周期，一般治疗3个周期。

四、注意事项

1.根据体质、病情选用适宜的灸法，须事先征得患者的同意。

2.在施灸时，要严肃认真，以免引起烧伤及烧坏衣物。

3.施灸的顺序：一般先灸上部后下部，先灸背部后腹部，先灸头部后四肢，先灸阳经后阴经，这是一般的原则，特殊情况，灵活掌握。

4.颜面五官、阴部和有大血管的部位不宜采用直接灸；孕妇的腹部和腰骶部不宜施灸。

5.对昏迷及肢体麻木不仁、感觉迟钝的患者，注意勿灸过量，并避免烧伤。

6.一般情况下，凡初病体质强壮者艾炷宜大，壮数宜多；久病体质虚弱者艾炷宜小，壮数宜少。在腰、肩背、腹部施灸可大炷多壮，四肢末端不可多灸。妇儿施灸时壮数宜少宜小。

7.防止晕灸。晕灸虽属罕见，但施术者亦应注意。若患者突然出现头晕眼花、恶心、心慌、出汗、颜面苍白、手冷脉细、血压降低，甚至晕倒等症状时，视为“晕灸”，应立即停止灸治，让患者平卧，急灸双侧足三里，即可平复。

8.施灸完毕，须将艾条或艾炷彻底熄灭，以免引起火灾。

五、临床研究及系统评价

1.艾灸法适用于不同证型的单纯性肥胖患者，治疗范围广

谭立明等采取灸法治疗单纯性肥胖患者108例，通过中医辨证分型取穴，对脾虚湿阻型、胃热湿蕴型、冲任失调型患者均应用艾灸法。采用单头灸器，每个穴灸5分钟，自上而下施灸，4周为1个疗程，前两周每周5次，后两周隔日1次，每两个疗程之间间隔1周。3个疗程后，体重下降5kg以上有73例，占67.6%；体重下降2kg以上有30例，占27.8%；体重无变化者有5例，占4.6%；总有效率为95.4%。

2.艾灸法种类丰富，临床疗效明显

林玲如采用麦粒灸法治疗30例脾虚湿阻型单纯性肥胖患者，隔天治疗1次，每周3次，3个月为1个疗程。经过1个疗程的治疗后发现患者体重、BMI、腰围及脾虚湿阻症状均有改善，总有效率达96.7%。

张美玲将30例单纯性肥胖患者采用神阙隔药灸疗法，将苍术、半夏、厚朴、枳实、番泻叶、人参、丁香等研磨成的药粉10~15g隔纱布放置于神阙穴，再用艾条悬灸40~50分钟，每周治疗2次。治疗3个月后患者体重及皮褶厚度均下降，总有效率为86.7%。

罗仁瀚等在控制饮食的基础上采用赵氏雷火灸纯中药配方为30例单纯性肥胖患者进行灸疗，连续治疗3个疗程。治疗后发现患者体征及相关实验室指标均有明显改善，总有效率达96.67%。

第七章 特殊人群肥胖症的防治

第一节　儿童肥胖

一、儿童肥胖的诊断

1.身高与体重

身高与体重是评估儿童健康最基础的数据。3岁以下采用卧位方式测量身高，使用标准的测量床。测量时儿童仰卧于测量床底板中线上，要求头板与量板垂直，足板的活动度应小于0.5cm。测量前儿童脱去鞋帽，仅穿单衣裤。3岁以上儿童采用站立方式测量身高。测量时应该用身高秤或用皮尺钉在平直的墙面上，并且读到最接近的毫米数。测量体重时，儿童应先排大小便，仅穿背心和短裤。婴儿取卧位，1~3岁小儿取坐位，年长儿取立位，使用杠杆式体重计，最大载重50kg，准确读数至0.1kg（表7–1）。

表7–1　10岁以内儿童身高体重对照表

年龄	体重（kg）		身高（cm）	
	男	女	男	女
01月	3.6~5.0	2.7~3.6	48.2~52.8	47.7~52.0
02月	4.3~6.0	3.4~4.5	52.1~57.0	51.2~55.8
03月	5.0~6.9	4.0~5.4	55.5~60.7	54.4~59.2
04月	5.7~7.6	4.7~6.2	58.5~63.7	57.1~59.5
05月	6.3~8.2	5.3~6.9	61.0~66.4	59.4~64.5

续表

年龄	体重（kg）		身高（cm）	
	男	女	男	女
06月	6.9~8.8	6.3~8.1	65.1~70.5	63.3~68.6
08月	7.8~9.8	7.2~9.1	68.3~73.6	66.4~71.8
10月	8.6~10.6	7.9~9.9	71.0~76.3	69.0~74.5
12月	9.1~11.3	8.5~10.6	73.4~78.8	71.5~77.1
15月	9.8~12.0	9.1~11.3	76.6~82.3	74.8~80.7
18月	10.3~12.7	9.7~12.0	79.4~85.4	77.9~84.0
21月	10.8~13.3	10.2~12.6	81.9~88.4	80.6~87.0
2岁	11.2~14.0	10.6~13.2	84.3~91.0	83.3~89.8
2.5岁	12.1~15.3	11.7~14.7	88.9~95.8	87.9~94.7
3岁	13.0~16.4	12.6~16.1	91.1~98.7	90.2~98.1
3.5岁	13.9~17.6	13.5~17.2	95.0~103.1	94.0~101.8
4岁	14.8~18.7	14.3~18.3	98.7~107.2	97.6~105.7
4.5岁	15.7~19.9	15.0~19.4	102.1~111.0	100.9~109.3
5岁	16.6~21.1	15.7~20.4	105.3~114.5	104.0~112.8
5.5岁	17.4~22.3	16.5~21.6	108.4~117.8	106.9~116.2
6岁	18.4~23.6	18.4~23.6	111.2~121.0	109.7~119.6
7岁	20.2~26.5	19.1~26.0	116.6~126.8	115.1~126.2
8岁	22.2~30.0	21.4~30.2	121.6~132.2	120.4~132.4
9岁	24.3~34.0	24.1~35.3	126.5~137.8	125.7~138.7
10岁	26.8~38.7	27.2~40.9	131.4~143.6	131.5~145.1

身高标准体重法是由WHO推荐的，即采用同一身高人群的第80百分位数作为该身高人群的标准体重，是目前诊断10岁以下儿童肥胖的主要方法，对评价青春期前的儿童（10岁以下）较好。WHO认为10岁以下和10岁以上应该有不同的评价标准，对10岁以下儿童这个指标基本可以代表体内的脂肪含量，但对于10岁以上的儿童青少年，因其身体形态指标和身体成分发生较大变化，身高和体重的关系波动很大，故不适用。对于某一确定的身高值，不同年龄人群体重值很不相同。因此对于10岁以上儿童青少年不能用该法来评价肥胖与否（表7-2）。

$$肥胖度（\%）=\left[\frac{实际体重（kg）-身高标准体重（kg）}{身高标准体重（kg）}\right]\times 100\%$$

表7-2　肥胖度分度标准

肥胖分度	分度标准
超重	≥10%
轻度肥胖	20%~29%
中度肥胖	30%~49%
重度肥胖	>50%

2. 身体质量指数（Kaup指数）

Kaup指数是指单位面积内所含的体重数，即该面积下所涵盖身体组织的平均密度，或可理解为身体匀称度，是反映儿童体格发育状况和营养水平的一个较实用的指标，而且能够较好地反映儿童身体脂肪总量及脂肪分布情况（表7-3）。

表7-3　Kaup指数分度标准

肥胖分度	分度标准
肥胖	>18
正常	18~15
消瘦	15~13
营养不良	13~10

3. 皮褶厚度

皮褶厚度是直接测量局部体脂的一个方法。皮下脂肪厚度与全身脂肪含量的关系与年龄、性别、脂肪堆积量以及测量技术有关。成人皮下脂肪占全身脂肪的1/3，在新生儿则占70%~80%。肱三头肌和肩胛下两处组织较均衡、松弛，皮下组织和肌肉较容易分开，皮肤厚度个体差异小，测点易掌握，测量方便，结果可重复性大，是常用的测量部位。目前倾向于取两处测量结果的总和。在一定范围内皮下脂肪厚度与体脂总量呈线性关系，由皮褶厚度可以估算皮下脂肪的含量。但随着肥胖度的增加，皮脂厚度与全身脂肪含量则呈曲线关系，对估算体脂总量造成影响。

皮褶厚度很少单独用于判断儿童肥胖，多数与BMI或身高标准体重结合判断。此外脂肪组织的可压缩性、操作者的熟练程度、手法上的差异，导致同一测量点不同人的测量结果会不相同，肥胖度越大误差越大。因此，该方法主要用于营养学调查及某些科研、教学之用，很少用于临床诊断。

皮褶厚度是用测量皮下脂肪的宽度来表示。经常测量的部位有肱三头肌及肩胛下区域。多个部位测量的皮褶厚度可用于预测儿童的总体脂。测量时需要有特殊的皮褶卡尺以及经过统一培训的操作者，才能保证测量的准确性和可重复性。皮褶厚度测量法有时也有局限，如对大年龄的肥胖儿，皮褶卡尺可能不够宽，以至于不能获得读数。皮褶厚度随年龄变化，并且不一定与身体其他部位体脂的多少相一致，故可做为一种辅助手段。有人发现肩胛下皮褶与肱三头肌皮褶厚度的比值，可以作为鉴别中心脂肪分布的指标。

4.体脂含量

目前普遍认为双能X线吸收法是测量体脂含量的较理想的方法。Lazarus等在一项对230名4~20岁的澳大利亚健康志愿者的研究中，用F%大于或等于第85百分位作为定义肥胖儿童的金标准。此外，生物电阻抗法、核磁共振、计算机体层扫描也用于身体脂肪含量的测量，但目前尚少见用于儿童的报道。可能存在的原因有价格昂贵，操作复杂，儿童难以配合等。

5.腰围

腰围可以评判中心性肥胖的程度，腰围超过同年龄、同性别第90或第95百分位值为肥胖。

目前对腰围诊断标准的研究有很多。如Fernandes等根据美国NHANES Ⅲ制定了同年龄、同性别的腰围百分位值。2005年芬兰也制定了儿童的腰围百分位值。2010年我国发布了腰围的切点值。教育部制定的《2008年全国学生体质健康监测》首次将腰围列为检测指标，以此为样本资料，季成叶等制定了我国儿童和青少年腰围同年龄、同性别的百分位值。其采用的测量腰围的方式是被测者直立，双脚并拢，双臂张开下垂，露出腹部皮肤；测时平缓呼吸，不屏气收腹，将皮尺（刻度下缘在脐上缘1cm处）水平环绕一周。但是该研究主要覆盖7~18岁的在校学生，可进一步研究以覆盖更多人群。

6.腰围和腰臀比（Waist-to-hipratio，WHR）

WHR是腰围和臀围的比值。臀围是环绕臀部的骨盆最突出点的周径。WHR偏高提示脂肪多分布于上半身或腹部，为中心性肥胖；偏低（尤其女性）提示脂肪主要分布在臀部和大腿部，仍属外周性肥胖。WHO专家建议的界值：男性为0.90，女性为0.85。儿童臀围未充分发育，使用WHR不一定敏感。但男孩15岁、女孩13岁后的青春中后期，WHR区分中心性和外周性肥胖的作用显现。女生WHR随着年龄的增加而降低是因为骨盆的发育和臀部脂肪的增加。WHR被认为是较好的衡量指标，因为臀围与糖代谢紊乱、脂代谢紊乱、脑血管疾病呈负相关。这种保护机制与臀围本身的结构有关。臀围与臀部皮下脂肪、臀部肌肉、大腿肌肉有关。腿部肌肉可以作为运动情况的一种评估，而运动与脑血管疾病呈负相关。但也有其劣势，虽然WHR与内脏脂肪相关，但是其相关性明显低于腰围。WHR下降并不意味着心血管疾病的降低。WHR无法评价体重减轻与否，因为肥胖或非肥胖的人WHR可能相同，而在体重减轻中，WHR也可能保持不变，WHR比腰围测定更难实施，可信性低。

7.腰围身高比（waist-to-height ratio，WHtR）

WHtR即腰围/身高。大量前瞻性及横向研究表明，WHtR的界值0.5是一项合理且具有实用价值的筛选工具，且可以满足世界范围内大量人群使用。WHtR与腰围呈现高度相关性，在克服了身高因素的影响下保留了腰围所具备的基本特征。由于WHtR这项检测腹部肥胖的体表测量指标操作起来较为简便，因此WHtR已被推荐用来评估腹部肥胖与心血管代谢疾病危险因子的相关性。

二、儿童肥胖的病因与易胖时期

（一）病因

1.遗传因素

科学研究证明，遗传在孩子生长发育中发挥重要的作用，遗传因素不仅影响着骨骼系统的发育，而且控制着身体的能量消耗，决定从脂肪中运用多少热量。父母肥胖者其子女有70%~80%发生肥胖，双亲之一尤其是母亲肥胖者其子女约有40%肥胖，双亲均不肥胖者其子女只有10%~14%肥胖。肥胖相关基因如ob/ob基因、β3肾上腺素能受体基因（β3-AR）等研究使人们对遗传因素在肥胖中的作用有了更进一步的认识。近几年MC4R突变及胰岛素基因的多态性在肥胖发病中的作用引起人们的重视。

2.非母乳喂养

Gillman等研究发现婴儿期母乳喂养可降低儿童期超重和肥胖的发生，这种影响与喂养的母乳量和母乳喂养持续的时间有关。母乳喂养至少7个月的儿童发生超重和肥胖的风险远远低于母乳喂养少于3个月的儿童。Gillman等认为可能与进食量有关，非母乳喂养的婴儿牛奶摄入的量及次数均由父母控制，而母乳喂养婴儿奶量和次数多由自己控制，婴儿期这两种不同的喂养方式造成了儿童乃至成年期进食行为的差别。早期如果父母在进食行为方面干预太多，儿童不能自己控制进食量，导致食物摄入过多，引起肥胖。另外，非母乳喂养容易让父母将婴儿吃剩的牛奶再次喂给婴儿，造成过度喂养，婴儿早期的营养过度使脂肪细胞的数量增加，成为今后肥胖的危险因素。此外母乳可通过影响婴儿的代谢而产生远期效应。Hauner等发现母乳喂养儿血浆胰岛素水平低于非母乳喂养儿，提示非母乳喂养使婴儿的脂肪增多，胰岛素水平随之升高。并在体外试验证实母乳可促进抑制脂肪细胞增殖分化的生长因子的表达。

3.低出生体重

近10年来许多研究表明低出生体重与小儿肥胖及成年期以胰岛素抵抗为特征的代谢性疾病（肥胖症、高血压、冠心病、2型糖尿病、脂代谢紊乱等）有着密切关系。胎儿对营养物质的缺乏很敏感，当不良的宫内环境导致营养不良时，为保证重要脏器如大脑的发育而减少内脏器官的供给，使内脏器官的发育存在潜在的异常。当出生后处于营养相对过剩的环境下时，内脏器官功能调节失衡，就会对低出生体重的个体产生损害，发生代谢紊乱，出现肥胖、2型糖尿病等以胰岛素抵抗为特征的代谢性疾病。

4.缺乏运动

缺乏运动也是导致儿童肥胖的重要杀手。适量的运动不仅可以促进儿童的身体发育，还可以加快机体的新陈代谢，提高呼吸系统、运动系统和心血管的功能。

5.营养失衡

儿童的生长发育需要大量的营养，所以他们必须不断地从外界摄取各种营养素，尤其是足够的热量、优质的蛋白质、各种维生素和矿物质。儿童营养调查资料也证实，平衡的膳食能促进生长发育，反之，会影响儿童的身体发育。一般来讲，偏好吃多脂肪和甜食的儿童，发胖的概率比较高。

（二）儿童易肥胖的时期

1.胎儿期

出生时为巨大儿或足月低体重儿，都有可能在成年后发生肥胖。出生体重与成年初期肥胖之间存在“U”形相关关系。由于母亲营养不良、吸烟、胎盘不足而引起低出生体重，或者由于母亲妊娠糖尿病，出生时的巨大儿都与肥胖相关。

2. 婴儿期

在婴儿期，儿童活动范围小，吃的食物又营养丰富，加上有的家长对儿童进食不予控制，便出现肥胖，在婴儿期肥胖的孩子，到2~3岁后肥胖现象可以改善，但有一部分则持续发展，一直维持到成年。

3. 学龄初期

中度以上单纯性肥胖的学龄儿童，开始发胖的年龄多在7岁左右。这个时期的儿童，一方面，牙齿发育趋于成熟，进食速度和种类增加，容易导致食量增加，从而引起肥胖；另一方面，学龄初期的儿童多注重吃主食，而且吃得多。其结果是使体内多余的热量转化为脂肪，导致肥胖。

4. 青春期

青春期，孩子的第二性征开始发育，是性激素分泌最多的时候，人体新陈代谢旺盛，生长所需要的营养素也相应增多，以满足身体发育的需要。处于青春期的青少年食欲往往旺盛，但是如果进食过多，尤其是高热量的饮食摄入过多，活动又少，就可能造成入大于出，过剩的能量就会转化为脂肪，造成肥胖。

三、儿童肥胖的危害

儿童肥胖本身就是一种疾病，而且是多种非传染性慢性疾病的危险因素。儿童肥胖对心血管系统、内分泌系统、呼吸系统、心理状态及行为能力等方面带来危害。

（一）心血管系统

1. 高血压

肥胖与儿童高血压存在密切关系，约50%的儿童高血压伴有肥胖。血压与体重的正相关性在儿童时期就已存在，肥胖儿童的血压水平显著高于正常体重儿童，并随着肥胖程度的增加，血压水平显著升高。

2. 心脏结构受损及早期动脉粥样硬化

超声检查对心血管结构和功能的评估显示，肥胖儿童心脏脉搏输出量明显增高，发生左心室重构、左心室质量指数明显大于同龄正常体重儿童。

（二）内分泌系统

1. 2型糖尿病

研究表明，儿童期肥胖及体脂成分超标的儿童，成年后发生糖尿病的风险是正常体重儿童的2.7倍；儿童期肥胖或体脂成分超标，成年后仍然肥胖的人群发生糖尿病的风险是体重持续正常人群的4.3倍。

2. 代谢综合征

儿童代谢综合征的患病率在正常儿童、超重儿童及肥胖儿童中逐渐升高，儿童期至成年期持续肥胖的人群发生代谢综合征的风险是体重持续正常人群的9.5倍。

3. 青春期发育

有研究显示，6~18岁女性BMI和体脂肪含量与青春期早发育呈正相关，而男性BMI和体脂肪含量与青春期早发育的关系恰恰相反，青春期早发育组的BMI高于晚发育组，而体脂肪含量却低于晚发育组。国外一些学者认为肥胖女性容易出现月经周期异常以及多囊卵巢综合征，但国内相关研究还比较少。

（三）呼吸系统

1. 哮喘

儿童哮喘与肥胖密切相关，并且随着BMI值升高哮喘患儿的肺功能明显下降。

2. 睡眠呼吸障碍

肥胖儿童睡眠障碍的发病率较高，肥胖儿童平均每小时睡眠呼吸暂停低通气指数明显大于正常体重儿童，睡眠时肥胖儿童的平均血氧饱和度、最低血氧饱和度均低于正常体重儿童。

（四）心理状态

肥胖儿童常常较少参加集体活动，容易出现行为缺陷，自我意识受损，自我评价低，不合群等不良现象。在集体活动中肥胖儿童常因为活动不便，受到同学取笑和排斥，其自尊心受到了很大的损害。

（五）行为能力

肥胖儿童由于减少了与同学的正常接触，进而出现抑郁和自卑等情绪变化，致使被动、退缩等个性形成；在集体中的人际关系也变得较敏感，形成了内敛、多疑的性格，出现分裂样行为。男生表现为社交退缩，女生表现为躯体诉述。

四、儿童肥胖的防治

（一）胎儿期——预防胎儿过重

胎儿期要预防新生儿出生体重过重。孕妇在妊娠期需增加营养，但并不是营养摄入越多越好。如果孕妇体重增加过快，常会导致胎儿出生体重过重，使今后发生肥胖的概率大大增加。因此，要预防胎儿体重过重，孕妇首先要定期检测体重增长是否符合正常妊娠的生理规律。正常孕妇前3个月增加1.5~3kg，以后每周增加400g，至足月时体重比未妊娠时增加12.5kg。其次，孕妇要根据体重增加情况调整热量摄入量。最后，孕妇还要保证适当的活动量，如散步、轻体力活动等。

（二）婴儿期——鼓励母乳喂养

母乳是婴儿最理想的食物。研究表明，母乳喂养的婴儿在多年后发生肥胖的风险显著低于人工喂养儿，而且母乳喂养的时间越长，婴儿以后发生肥胖的概率越低。其原因可能是母乳喂养可以更好地控制每餐的摄入量和间隔时间。而人工喂养常存在过度喂养的情况，造成婴儿摄入过多，引起肥胖。

在婴儿期家长不要总是将婴儿抱在手中，而要帮婴儿翻身、做被动操，从5~6个月开始训练婴儿跳跃、独坐、爬、扶走等。

（三）儿童期——平衡膳食、规律运动及检测体重

首先，应帮助孩子养成良好的饮食习惯。家长应该认识到，孩子有能力根据自己的生长需要来调整热量摄入，家长只需提供多样化的食物，由孩子自己决定吃不吃、吃多少。在日常生活中，家长要以身作则、言传身教，让孩子从小养成良好的饮食习惯。

其次，通过增加活动量以增加热量的消耗，是预防肥胖的一个重要措施。在学龄期要让孩子每天有30~60分钟的体力活动。

此外，还要定期帮助孩子检测体重，发现体重增加过快时，则应引起重视，及时调整。

（四）青春期——体育锻炼、营养搭配及心理健康

1.预防青春期发胖的最重要之处在于加强体育锻炼，促进身体的迅速生长、发育。

2.在饮食上注意营养素的平衡搭配，多吃富含优质蛋白质、维生素、矿物质的食物，如鱼、禽、蛋、蔬菜、水果类，少吃含脂肪多的食物。应当积极学习生理卫生知识，了解身体发生的变化及应当注意的问题，积极主动地预防肥胖的发生。

3.采用心理健康的行为疗法，引导改变因肥胖造成的不当行为。①鼓励法：

对青少年可利用鼓励和赞美的办法来坚定他们减肥的决心和对减肥的正确认识。②积极的心理引导疗法：采用一些积极的手段和语言（如讲述肥胖的潜在危害等），刺激其对减肥的欲望，达到抑制食欲的目的。

（五）中医治疗

1.针灸治疗

主穴：天枢、内关、足三里、丰隆、三阴交。

操作：常规针刺，以患者感到酸胀为宜，留针30分钟，隔日1次，连续治疗8周为1个疗程。

肥胖症的病因、病机、治疗及转归都与足太阴脾经密切相关。病机总属脾肾气虚、痰湿偏盛，健脾利湿化痰是治疗肥胖症的总原则，调理足太阴脾经是治疗肥胖症的根本，针灸治疗时，常选三阴交、阴陵泉、足三里、丰隆、脾俞等相关穴位治疗。

2.推拿治疗

（1）捏脊法：患儿取俯卧位，嘱患儿充分放松背部肌肉，操作者立于患儿右方，通过双手拇指桡侧面力顶患儿脊柱对称皮肤，并以食、中指与拇指的用力方向进行对抗，之后轻柔地随捏随提皮肤，由下至上，双手交替用力，从骶尾部至颈部操作5遍，并结合摩腹法，操作者掌心贴于患儿腹部，沿脐周行顺时针按摩5分钟后逆时针按摩5分钟，注意操作手法轻柔以及用力均匀，以局部微热下渗为宜，每周至少进行3次，连续治疗8周为1个疗程。

（2）点穴法：取大横、天枢、梁丘、伏兔、大肠俞、小肠俞、脾俞、胃俞、丰隆等。以拇指或中指指腹按压上述穴位，以患者感到酸胀感为宜。每穴按压3~5分钟，每10天为1个疗程。

3.耳穴压豆

主穴：皮脂下、内分泌、胃区、大肠区等。

操作：采用王不留行籽耳穴压豆法，以胶布固定，每次压豆选1只耳朵，3天后换另一只，每天按压3~5次，每次2~3分钟。

五、验案举隅

（一）验案

上海中医药大学附属龙华医院内分泌科李红教授治疗1例7岁小儿肥胖，查体示：身高137.5cm，体重45kg，身形偏胖，无特殊面容，神清，反应可。查空腹及餐后2小时胰岛素提示高胰岛素血症，肝肾功能正常，腹部彩超提示脂肪肝。西医诊断：肥胖症、高胰岛素抵抗、糖耐量异常、脂肪肝。中医诊断：肥胖症。中医辨证：脾虚失运，痰热夹杂。治拟：理气健脾，泄浊化痰。拟消脂方治疗肥胖相关性疾病。方由淫羊藿、柴胡、大黄、枳实、黄芩、姜半夏、白芍、川芎、海藻、决明子、荷叶、绞股蓝等组成。水煎服，每日1剂，分2次服用。嘱患者控制饮食，忌食甜食、油炸等物，多食蔬菜等富含纤维的食物，继续每日坚持45分钟规律运动。1个月后复诊，复诊时患儿各项生化检查已趋于正常，治疗颇具成效。

（二）临床证据

陈勇等用电针疗法治疗84例小儿肥胖症患者，隔日施治1次，双侧对称选取天枢、大横、阴陵泉、丰隆、滑肉门、曲池，并定期复查血脂、血糖、瘦素等指标。治疗总有效率为96.43%，其中显效49例，有效32例，无效3例。因此电针疗法在调节异常糖、脂代谢及瘦素等方面的疗效确切，可辅助治疗小儿肥胖症。

为探讨经络点穴推拿结合针灸治疗小儿单纯性肥胖的临床效果，肖哲选择32例患者实施经络点穴推拿结合针灸治疗，比较患者治疗前后体重、BMI及腹壁脂肪厚度。结果：治疗后患儿体重较治疗前显著减轻，BMI较治疗前显著降低，腹壁脂肪厚度较治疗前显著变薄，显效率为59.4%。结论：经络点穴推拿结合针灸治疗小儿单纯性肥胖临床效果显著，能有效降低患儿体重，减少腹部脂肪堆积。

第二节　女性肥胖

2015年全球女性人群中肥胖比例最高的年龄段是60~64岁，男性是50~54岁。各年龄段肥胖症患者中，女性的人数都多于男性。而20岁之前，女性和男性的肥胖率没有明显差异。

研究表明女性肥胖发病率明显高于男性，其原因是女性代谢率低于男性，女性与男性身体脂肪分布及运动水平不同。

一、女性肥胖的病因与易胖时期

（一）病因

1. 遗传因素

肥胖具有明显的家族遗传倾向。目前已发现有24种以肥胖为临床特征的孟德尔遗传性疾病，其中常染色体显性遗传9种、隐性遗传10种、X染色体遗传5种。现代分子遗传学研究发现6种单基因突变引起的肥胖，包括瘦素基因（OB）、瘦素受体基因、阿黑皮素（POMC）基因、激素原转化酶-1基因、黑皮素受体4（MC4R）基因和过氧化物酶体增殖物激活受体（PPAR-γ）基因。另外，BMI、皮褶厚度、脂肪分布、热量代谢和基础代谢率等均受遗传因素的影响。女性脂肪分布、热量摄入、代谢和消耗亦与遗传相关，肥胖的遗传倾向还表现在脂肪细胞数目和（或）细胞体积增大。肥胖的遗传表型也与环境因素、体育锻炼、基因频率和孕产状况相关。

2. 内分泌因素

（1）胰岛素：胰岛素是胰岛β细胞分泌的激素，促进肝糖原合成、抑制糖异生、促进脂肪细胞摄取葡萄糖合成脂肪，抑制脂肪分解。肥胖女性空腹胰岛素浓度升高，口服葡萄糖耐量试验（OGTT）异常、胰岛素抵抗和糖尿病倾向。导致高胰岛素血症，使脂肪合成增加、分解减少，促进肥胖发生。当体重恢复正常后，血浆胰岛素浓度和胰岛素受体数量和功能也恢复正常。

胰岛素抵抗是生理浓度的胰岛素在外周靶组织中不能发挥正常生理和生化调节功能的现象，引起胰岛素抵抗的因素包括脂肪组织数量、热量摄取、饮食结构和运动量。肥胖女性胰岛β细胞肥大增生，细胞表面胰岛素受体数目减少，与胰岛素结合能力减退；胰岛素抵抗引起代偿性高胰岛素血症、高胆固醇血症、高三酰甘油血症；胰腺代偿失败则引起糖尿病。

（2）糖皮质激素：糖皮质激素是肾上腺皮质分泌的一类甾体激素，长期使用糖皮质激素会增加患者的食欲，并诱导患者优先选择高热量、高脂肪的食物。研究表明，糖皮质激素对皮下和内脏脂肪有不同的代谢作用，能促使皮下脂肪减少、内脏脂肪增加，从而使患者形成向心性肥胖。

（3）生长激素：生长激素是由腺垂体分泌的一种蛋白质激素，其生理功能之一是促进脂肪分解，并有拮抗胰岛素的作用。当脂肪分解增加时，血浆游离脂肪酸升高，导致生长激素分泌减少，此时胰岛素发挥抑制作用，增加脂肪积累，导致肥胖的发生。

（4）性激素：性激素调节女性脂肪代谢。雌激素对肥胖的影响主要体现在脂肪分布方面，由于雌激素的受体主要分布于脂肪组织，因此雌激素能够促进皮下脂肪的堆积，容易发展为腹型肥胖。而雄性激素受体主要分布于内脏脂肪，易形成向心性肥胖。女性脂肪总量和比例明显高于男性，妊娠期、绝经后和卵巢切除妇女易发生肥胖。

（5）儿茶酚胺：中枢神经系统通过儿茶酚胺和5-羟色胺调节下丘脑神经内分泌功能，儿茶酚胺促进脂肪代谢，肥胖女性脂肪组织对儿茶酚胺敏感性降低，导致脂肪生成增加而分解降低，引起肥胖。

（6）瘦素：瘦素是脂肪细胞分泌的激素，其与中枢神经系统瘦素受体（OB-R）结合，调节能量代谢、脂肪储存、神经内分泌、造血和生殖功能。瘦素抑制下丘脑神经肽Y（NPY），减少胰岛素分泌；促进室旁核促肾上腺皮质激素释放激素（CRH）分泌，抑制食欲；抑制促甲状腺激素释放激素（TRH）和甲状腺素分泌，减轻体重；调节下丘脑-垂体-性腺轴激素的水平，影响生殖功能。肥胖女性存在瘦素抵抗，血浆瘦素浓度升高，其与OB-R结构变异相关。

3.生活因素

（1）缺乏运动：长期不运动、久坐，是导致肥胖的一大诱因。女性到中年以后，体力劳动量逐渐下降，脂肪易存积在腹部与臀部。肥胖者能量消耗与正常人也有明显差别，休息及轻微活动时动用能量较正常人少；同样饮食情况下合成代谢较正常人亢进，基础代谢率相对较低，造成能量消耗较少。另外，肌肉组织胰岛素抵抗性增大，糖耐量减低，发生肥胖。

（2）饮食不当：摄取高脂肪、高热量食物，导致摄入的热量过多，多余的能量以脂肪的形式储存在脂肪组织，导致肥胖。另外，吃甜食频率过多、进食速度过快等不良进食习惯均能加速肥胖的发生、发展。

4.继发性因素

（1）高胰岛素血症：由胰岛细胞瘤和应用外源性胰岛素引起。

（2）库欣综合征：由糖皮质激素分泌过多和外源性糖皮质激素的应用引起。表现为向心性肥胖、高血压、满月脸、多血质外貌、痤疮等临床表现。

（3）糖尿病：常伴有肥胖、血糖升高、尿糖阳性。

（4）甲状腺功能低下：表现为代谢率降低、三碘甲状腺原氨酸、甲状腺素降低、促甲状腺激素升高。

（5）多囊卵巢综合征：表现为月经不调、不孕、多毛、肥胖、痤疮等临床表现。

（6）遗传性疾病：有原发疾病的特征性外貌。

（二）女性易肥胖的时期

1. 月经时期

女性月经时期身体的能量代谢比较快，但这个时期女性却非常容易长胖。因为在这个时期，女性食欲亢进，极易摄入过多的高热量食物。

2. 受孕时期

众所周知，女性在受孕时非常容易长胖，因为在受孕的时候，女性同时要兼顾到自身以及胎儿生长发育所需要的能量，所以在饮食方面更加注重营养的摄入，造成身体发胖。

3. 围绝经期

女性进入围绝经期，体内激素水平紊乱，导致代谢率下降，能量消耗减少，脂肪分布异常，更容易储存在腰部、臀部，形成向心性肥胖。

二、女性肥胖的危害

1. 高血压

肥胖女性高血压患病率是健康女性的2~6倍。肥胖女性心输出量和血容量增加，但在血压正常的肥胖者，周围血管阻力降低，而有高血压的肥胖者周围血管阻力正常或升高。高血压不仅使冠心病的发病率成倍增加，而且是造成脑血管意外、心肾功能损害以及增加病死率的重要原因。

2. 冠心病

肥胖女性心力衰竭、脑梗死发病率是健康女性的2倍。肥胖女性BMI与冠心病发病率和病死率呈正相关。肥胖者体力活动减少，热量摄取过多，进食过多饱和脂肪酸，促进动脉粥样硬化形成，微循环障碍及冠状动脉栓塞；亦会造成超重，加重心脏负担。

3. 糖尿病

肥胖与糖尿病密切相关，肥胖女性2型糖尿病发病率是健康女性的4倍。中年女性2型糖尿病中40%~60%的患者发病时即已肥胖。肥胖女性存在明显胰岛素抵抗和代偿性高胰岛素血症。中心型肥胖女性内脏脂肪堆积与胰岛素抵抗密切相关。

4.栓塞性疾病和肿瘤

肥胖女性胆囊炎、胆石症、脂肪肝、睡眠呼吸暂停综合征、静脉血栓栓塞疾病发病率明显高于健康女性。妇科恶性肿瘤，包括子宫内膜癌、卵巢癌、乳腺癌和结肠癌的发病率也明显增高。肥胖女性免疫功能降低，易发生呼吸系统、泌尿系统及消化系统等疾病。

5.癌症

对成年女性而言，肥胖可以增加患癌症的概率。女性的雌激素是在脂肪组织内产生。脂肪组织越多，雌激素合成越多，所以肥胖女性体内的雌激素水平比健康女性要高，而雌激素的水平越高，患子宫内膜癌和绝经后乳腺癌的风险越大。

6.多囊卵巢综合征

由于高胰岛素血症可以刺激卵巢产生过多的雄激素，所以肥胖女性体内的游离睾酮水平比健康女性高，出现多毛、痤疮等临床表现，还可引起月经紊乱甚至闭经、不孕，严重的可以表现为多囊卵巢综合征。

另外，肥胖女性比男性更容易患骨性关节炎，中年女性更容易患胆石症，腹部型肥胖的女性更容易患痛风等。

三、女性肥胖的防治

（一）饮食管理

肥胖女性的饮食管理十分重要。最好的饮食方案是每天摄入热量控制在3780~5040kJ。理想的饮食食谱包括碳水化合物50%，蛋白质15%~20%，脂肪<30%。仅改变碳水化合物、蛋白、脂肪的比例，而不减少总能量的摄入则达不到有效的减肥效果。在饮食上以清淡为主，注重营养的合理搭配，多吃含钙、铁丰富的食物，尽量少吃甜食及吃油腻的食物。另外，不能暴饮暴食，早中晚饮食需要注意数量。

（二）运动管理

节食必须与运动相结合，规律锻炼才能降低体重。最佳锻炼方式是每天定时锻炼、餐前或餐后2小时锻炼，每周至少留有1天的时间让肌肉充分休息。

不同的运动方式的减肥效果有较大的区别。研究表明，有氧运动对于改善三酰甘油、总胆固醇、低密度脂蛋白、肝功能、心肺功能的水平优于高强度间歇运动和抗阻运动，故提倡采用动力型、大肌肉群参与的有氧运动，包括走路、跑步、游泳、骑自行车等。

（三）生活管理

1.保持良好的作息时间

良好的作息时间可以促进身体的新陈代谢，有利于身体各项功能的协调。休息时间一定要规律，不可熬夜，否则会引起身体的不适。

2.保持大便畅通

长期便秘，导致体内积累大量的毒素，引起身体发胖。因此，为了保持大便通畅，患者需要增加膳食纤维摄入量，如香蕉、红薯等。或增加体力活动，促进肠道蠕动。

3.保持好的情绪，遇事不急躁

良好的情绪是身体的调节剂，每天保持一个好的心情对于身体的健康十分有利，遇到犯难的事情也不要着急，不要烦恼，想出好的办法合理解决。

（四）药物治疗

1.儿茶酚胺激动剂

儿茶酚胺类药物通过促进中枢去甲肾上腺素和多巴胺的释放，阻断神经末梢对去甲肾上腺素的摄取，增加突触间隙中儿茶酚胺类递质的含量，产生拟交感作用，兴奋中枢交感神经系统，出现饱食感，减少进食。如安非拉酮、右苯丙氨、苯丁胺、苄非他明等。

2.吲哚类药物

吲哚类药物同时影响儿茶酚胺和5-羟色胺的分泌，抑制去甲肾上腺素的再摄取，增加突触间隙5-羟色胺的含量，抑制饱食中枢。另外可刺激β受体，促进葡萄糖的利用，降低血清中胆固醇和三酰甘油的含量。如马吲哚、盐酸西布曲明、氯苄雷司等。

3.增加能量消耗药物

（1）中枢兴奋药物：促进脂肪氧化，增加能量消耗，兴奋中枢神经系统，抑制食欲。如麻黄碱。

（2）激素类药物：雄激素促进机体脂肪消耗、增加蛋白质合成和代谢率，减轻体重。常用药物包括苯丙酸诺龙和脱氢表雄酮。生长激素可减少葡萄糖的转运和利用，脂肪合成减少，增加脂肪分解，抑制脂肪积聚。

4.抑制消化和吸收的药物

（1）脂肪酶抑制剂：抑制胃脂酶、胰脂酶、羧基酯酶和磷脂酶A2活性，减慢胃肠道食物脂肪水解为氨基酸及单酰基甘油的过程，阻断人体对食物中脂肪的吸收，降低体内脂肪储存而减轻体重。如奥利司他。

（2）葡萄糖苷酶抑制剂：肠道内竞争性抑制α-葡萄糖苷酶，减少蔗糖及双糖分解生成葡萄糖，延缓、减少葡萄糖的吸收，降低餐后血糖水平，为治疗内脏型肥胖的有效药物，适应于餐后血糖过度升高的肥胖者。如阿卡波糖。

（五）中医药治疗

1.针刺治疗

主穴：曲池、中脘、天枢、大横、足三里、上巨虚、三阴交、内庭等。

操作：据证施以补泻手法，留针30分钟。隔日1次，每周至少进行3次，连续治疗8周为1个疗程。

针刺减肥通过刺激腧穴，调整经络，加强脾肾功能，扶助正气；又通过经络的疏通作用祛除停滞于体内的邪气，不但能取得整体减肥效果，而且能消除局部脂肪达到局部减肥的目的。

2.电针治疗

主穴：中脘、天枢、梁门、大横、三阴交、阳陵泉、阴陵泉、丰隆、带脉等。

操作：得气后，双侧带脉分别与同侧天枢接电针仪，选用连续波，强度以双侧腹外斜肌有抖动感且无疼痛为宜，留针30分钟。隔日治疗1次，10次为1个疗程，休息1周后进行第2个疗程，共治疗3个疗程。

3.艾灸治疗

主穴：水分、神阙、天枢、三阴交、关元、滑肉门、水道、足三里。

操作：用艾灸盒将灸头固定在穴位上，根据患者耐热情况调节温度。灸后以穴位处潮红为宜。每日1次，所选穴位同时施灸，时间30分钟，疗程30天为1个治疗周期，一般治疗3个周期。

艾灸具有温经散寒、消瘀散结、行气助阳的作用。脏腑功能失调导致痰湿瘀血内停，通过艾条的温热行气作用，可以祛湿除瘀、通经活络，加快能量消耗和利用，减少脂肪沉积。用于减肥的灸法有艾条实按灸和隔物灸，所取用的穴位依肥胖证型而定。

4.穴位埋线治疗

主穴：中脘、下脘、天枢（双）、大横（双）、太乙（双）、关元。

操作：所选穴位处常规消毒，术者戴无菌手套，将生物蛋白线放入埋线针针管内，右手持埋线针，左手固定穴位，以15°将针快速刺入皮下，然后向下慢慢进针，得气后，边推针芯，边退针管，将线体植入穴位的皮下组织和肌肉之间。出针后若有出血则立即用干棉棒压迫针孔片刻以止血，并敷医用胶贴6小时，2周埋线1次，治疗2次为1个疗程，共治疗3个疗程。

穴位埋线是将生物蛋白线推入穴位内，通过线在体内软化、分解、液化和吸收，对穴位产生一种缓慢、柔和、持久、良性的“长效针感效应”，长期发挥疏通经络作用，达到“深纳而久留，以治顽疾”的效果。

5.梅花针叩刺

主穴：天枢、大横、气海、关元等。

腹部肥胖患者可在天枢、大横、气海、关元等穴位处进行梅花针叩刺，其体重会有不同程度的降低。

6.耳穴压豆治疗

主穴：口、食道、十二指肠、饥点、内分泌、脑、胃等。

选准穴位后，先进行常规消毒，再用胶布将王不留行籽或白芥子贴敷于穴位上，每次压豆选一只耳朵，3天后换另一只，用食、拇指捻压至酸麻沉胀或疼痛，一般在进食前或有饥饿感时用指按压。每天按压3~5次，每次2~3分钟。

7.推拿治疗

（1）局部气功减肥按摩法：面颈部按摩以气功外气配以搂、提、分拍手法为主。按摩由轻到重，由额部、平面部、鼻部、颌部、耳部、颈部、头顶部顺序按摩，每次5~10分钟。

四肢按摩主要以气功手法配以推拿、揿等手法。上肢多用拿、搓、拍、点等手法，下肢多用推、揿、拍、搓等手法，脂肪丰满处可适当施用重手法，采取自上而下，由前向后推拿，以便使肌肉的毛细血管增加开放量，改善肌肉代谢，增加对脂肪的消耗，达到减肥的效果。

背腰部按摩主要以推、按、拿手法为主。一般按摩10分钟左右，后背部、后腰部、臀部按摩主要以按、揉、点为主，手法宜重。

胸腹部气功按摩主要以摩、揿、按、提拿、揉、合、分、轻拍等手法。每次10分钟为宜，促进心肺功能增强，促进肠的蠕动、腹肌的收缩，使脂肪转化为热量而得到消耗，从而减少胸部和腹部脂肪的堆积。

（2）经络穴位气功减肥按摩法：取关元、气海、天枢、中脘指按、点揉、轻推每穴1~5分钟，以透热为度。

沿大椎、肩井用手法沿肩部至腰部由上至下，用力推擦3~10分钟，以透热为度。

腰部点按揉2~5分钟，有规律地在命门处按压2~5分钟。

以掌部擦摩腰部肾俞、三焦俞各1分钟，肘压环跳、承扶3~5分钟。

按摩足三里、肝俞、脾俞、胃俞、肾俞、大肠俞等。点揉三阴交1~2分钟，点揉时施以外气。

（3）足底按摩减肥法：肥胖足部保健反射区取甲状腺、心脏、肾上腺、肾脏、横结肠。

操作：单食指握拳法、拇指握掌法、扣指法。

随症加减：伴有痰多、头重、倦怠乏力，按压肺气管、支气管、脾、肾、输尿管、膀胱等；伴有心悸、水肿，主要按压心血管各反射区。

8. 拔罐治疗

主穴：中脘、关元、天枢、水道、外陵、大横、水分及腰背部。

操作：用闪火法对上述穴位反复快速闪罐，约20分钟，直至皮肤潮红；腰背部采用走罐法，罐口涂好刮痧油后，将火罐沿脊柱两侧膀胱经缓缓推动数次，以皮肤潮红为度。2~3天1次，12次为1个疗程。

拔罐法古称“角法”，又称吸筒法，是一种以罐为工具，借助热力排除其中空气，造成负压使之吸附于腧穴，产生刺激使局部皮肤充血、瘀血，以达到防治疾病的目的。拔罐应用于肥胖症的治疗，也是借助充血、瘀血的缓慢吸收过程，不断刺激某些穴位，达到活血祛瘀、化痰除湿、降脂减肥的目的。

9. 中药治疗

中医认为肥胖的原因主要与脏腑失调、血气不畅、脾肾两虚、胃火旺盛等有关，因此其治疗原则主要为和胃健脾、化湿利水、行气活血、疏肝利胆、温阳补肾等，以达到调理脏腑，促进身体代谢和排毒的目的。

治疗肥胖症的中药有很多，如防己黄芪汤、桃核承气汤、大柴胡汤、防风通圣散、五苓散、调胃承气汤、济生肾气丸、苓桂术甘汤等，可收到显著效果。

10. 中医食疗

食疗和中药治疗以健脾益气、化痰除湿为主。多选用党参、白术、茯苓、赤豆、薏苡仁、陈皮、冬瓜、黄豆芽、鲤鱼、鳝鱼、泥鳅、鸭肉、莴笋等药物和食物组成配方。

（六）手术治疗

1.胃成形术

胃成形术是沿垂直方向在胃小弯侧把胃缝合成为容量约15ml的狭长胃小袋，以限制进食量。术后1年体重可减少60%~70%，术后2~3年体重趋于稳定。该手术也可降低与肥胖相关的糖尿病、高血压、高血脂等并发症。由于该手术保留胃和十二指肠完整性，因此可避免引起营养缺乏症。

2.胃旁路术

胃旁路术是在胃底部构建容量为20~30ml的胃小囊，将Roux-en-Y空肠近端襻与胃小囊吻合，在其下方4~6cm处做空肠-空肠吻合。术后1年体重明显下降，术后2~3年降低体重70%。临床观察发现，术后患者血液生长激素释放激素明显降低，优于其他类型胃部手术。

3.局部去脂术

湿性吸脂术、肿胀法抽脂术、超声脂肪抽吸术、皮肤脂肪切除术等。

4.其他手术

胰旁路手术、腹腔镜手术和小肠旁路手术。

四、验案举隅

1.针灸结合耳穴贴压治疗女性肥胖

任彬彬、刘志诚等治疗151例女性肥胖伴围绝经期综合征患者，依据“辨证施治”基本原理，取曲池、中脘、天枢、大横、足三里、上巨虚、三阴交、内庭等穴，据证施以补泻手法，结合耳穴贴压饥点、神门、交感、内分泌、胃。隔日治疗1次，治疗3个月，观察针灸治疗前后症状、体征、肥胖指标、Kupperman指数、自主神经功能指数（Y值）、雌二醇（E2）、促卵泡成熟激素（FSH）的变化。结果：肥胖伴围绝经期综合征患者肥胖指标、Kupperman指数、FSH水平异常升高，而E2水平异常低下。针灸治疗后，患者肥胖指标、Kupperman指数、FSH水平均显著下降，而E2水平均显著回升。结论：针灸疗法对肥胖伴围绝经期综合征患者疗效显著。

2.温针灸联合耳针治疗女性肥胖

郦雪芬等为研究温针灸联合耳针治疗脾肾阳虚型女性肥胖并发高脂血症，选择丹阳市中医院2016年7月~2017年7月收治的女性脾肾阳虚型肥胖并发高脂血症的患者96例，随机分为对照组和观察组，每组患者48例。对照组患者采用温针灸疗法治疗，观察组患者采用温针灸联合耳针疗法治疗，对比两组患者的治疗效果。结果：观察组患者治疗总有效率为91.67%，对照组患者治疗总有效率为70.83%。结论：在脾肾阳虚型女性肥胖并发高脂血症的治疗中，采用温针灸联合耳针治疗方法能够进一步提高治疗总有效率，在临床上具有重要的价值。

3.阴阳调理灸法治疗女性肥胖

周仲瑜、王佳捷等为观察阴阳调理灸法对脾肾阳虚型围绝经期肥胖女性的临床疗效，将60例脾肾阳虚型围绝经期肥胖女性随机分为两组。试验组采用阴阳调理灸配合针刺法，对照组采用单纯针刺法。连续治疗3个疗程后观察治疗前后肥胖相关指标、改良KI评分、中医证候评分、HPLP-Ⅱ健康促进生活方式量表评分。结果：治疗后组内比较，试验组肥胖相关指标、改良KI评分、中医证候及HPLP-Ⅱ量表六维度评分均较治疗前改善；对照组肥胖相关指标、改良KI评分、中医证候总评分均较治疗前改善，在HPLP-Ⅱ量表—压力管理评分上较治疗前无统计学差异，在其余五维度上均较治疗前改善。治疗后组间比较，在腰围、腰臀比、中医证候评分（神疲乏力、腰酸肢冷、水肿、大便稀溏）及HPLP-Ⅱ量表中提高患者健康责任、人际关系、压力管理、精神成长方面，两组差异有统计学意义。结论：阴阳调理灸配合针刺疗法在脾肾阳虚型围绝经期肥胖女性中能有效起到减重、减脂、改善围绝经期症状的作用，并且在腰围、腰臀比及自觉症状改善上较单纯针刺更具优势。

第三节　老年肥胖

一、老年肥胖的病因

1.遗传因素

不少患者有肥胖家族史，往往父母等肥胖者，患者亦自幼较胖，且常伴有高脂血症或高脂蛋白血症。根据调查显示，一些天生就比较胖或者是有易胖体质的人，基本上都来自于遗传。因为个人的脂肪代谢能力会受到遗传因素的影响，脂肪的自我代谢比较慢，就会出现脂肪堆积的现象，导致老年肥胖。

2.神经精神因素

实验证明，下丘脑有调节食欲中枢，其中腹内侧核为饱食中枢和腹外侧核为摄食中枢。此二者相互调节、相互制约，在生理条件下处于动态平衡状态，使食欲调节处于正常范围从而维持体重正常。下丘脑发生病变时，如炎症后遗症（脑膜炎或脑炎后）、创伤、肿瘤及其他病理变化时，常会引起肥胖。此外，精神因素常影响食欲，食欲中枢的功能受制于精神状态。当精神过度紧张时，食欲受到抑制；当迷走神经兴奋时，食欲亢进。

3. 内分泌因素

胰岛素有促进脂肪合成、抑制脂肪分解的作用，使脂肪的合成代谢大于分解代谢，导致体重增加。临床上垂体前叶功能低下、性腺及甲状腺功能低下均可发生特殊类型肥胖。人群中肥胖以女性为多，因为雌激素与脂肪合成代谢有关。

4. 饮食过多及活动过少

外因以饮食过多及活动过少为主，特别是某些疾病经一度休养后常发生肥胖，如肺结核、慢性肝炎或因骨折卧床数月后发生肥胖。也常常在停止体育锻炼或体力劳动后发生，有遗传基因者易于发生。

5. 褐色脂肪组织异常

褐色脂肪组织仅分布于肩胛间、颈背部、腋窝部、纵隔及肾周围，其组织外观呈浅褐色，细胞体积变化相对较小。褐色脂肪组织在功能上是一种产热器官，即当机体摄食或受寒冷刺激时，褐色脂肪细胞内脂肪燃烧，从而决定机体的能量代谢水平。也就是说褐色脂肪组织直接参与体内多余热量向体外散发，使机体能量代谢趋于平衡。

6. 继发性肥胖

继发性肥胖多由下丘脑-垂体疾病（肿瘤、炎症、创伤等）、内分泌疾病（库欣综合征、甲状腺和性腺功能低下、2型糖尿病、胰岛β细胞瘤及胰岛素分泌过多症等）、营养失调等引起。

二、老年肥胖的危害

有研究表明，老年肥胖常伴有多种疾病，如糖尿病、高血压、动脉粥样硬化及冠心病、脂肪肝、胆道疾病、感染、骨关节疾病、痛风等。

1. 糖尿病

肥胖与糖尿病的关系十分密切，肥胖是2型糖尿病发生的重要危险因素。长期持续肥胖者，糖尿病的发病率明显增高，可达非肥胖者的4倍。由于脂肪的堆积，造成胰岛素抵抗和高胰岛素血症，肌肉和其他组织对葡萄糖的利用率降低，逐渐发展为糖耐量递减，最后发展为2型糖尿病。另外，肥胖常同时伴有高脂血症，常发生脂肪代谢亢进，使游离脂肪酸升高，加重糖代谢紊乱，更易诱发糖尿病。

2. 高血压

研究表明，肥胖是原发性高血压的一个独立危险因素。随着肥胖程度的增加，患高血压的概率和危险系数就越高。一项对中老年的调查显示，BMI<20kg/m^{2}者，高血压患病率为7.55%；BMI在24~26kg/m^{2}之间者，高血压患病率为20.26%；BMI>28kg/m^{2}者，高血压患病率达36.89%。肥胖者脂肪组织大量增加，必须增加血容量和心输出量才能满足机体需要，长期心脏负荷过重使左心室肥厚，血压升高。其次，肥胖者多有高胰岛素血症，胰岛素可促进肾远端小管对钠的再吸收，从而导致血容量上升，血压增高。另外，肥胖者的肾上腺皮质功能活跃，皮质醇转换率增加，皮质醇和脱氧皮质酮羟化增强，使血压升高。因此，肥胖是诱导机体血压升高的重要危险因素。

3. 动脉粥样硬化及冠心病

肥胖导致的脂肪组织代谢异常可能会促进脂肪细胞脂解，增加释放到循环中的游离脂肪酸，引发高脂血症进而促进动脉粥样硬化的发生，在其他因素的作用下，极易发生冠心病。中医所说的“痰湿”体质类型的老年人尤其易患冠心病，有调查资料显示，BMI<20kg/m^{2}者冠心病发病率为4.72%；BMI在24~26kg/m^{2}者，冠心病发病率为9.91%；BMI>28kg/m^{2}者，患病率高达16.51%。体重超重、体表面积增大、脂肪组织过多、心脏负荷加重（包括心肌内外脂肪沉积引起的心肌负荷加重）等因素可引起心脏缺血缺氧，肥胖者体力活动减少，冠状动脉侧支循环削弱或不足，引发动脉粥样硬化和冠心病。

4. 脂肪肝

肥胖可以引起肝脏的脂肪变性，导致肝脏肿大。肥胖症患者由于长期高碳水化合物、高脂肪饮食以及存在高胰岛素血症，从而使肝脏合成三酰甘油的速率大大超过了将其转运出肝脏的能力，或引起极低密度脂蛋白转运三酰甘油发生障碍，导致三酰甘油在肝内堆积而发生脂肪肝。

5. 胆道疾病

肥胖症患者易发胆囊炎、胆石症。其发病率随肥胖程度和年龄的增加而增加，多与患者肝脏和其他组织合成内源性胆固醇增多有关。正常胆汁中胆盐加卵磷脂与胆固醇之比为11∶1，若胆固醇比例增加，容易导致胆固醇析出结晶和沉淀，从而形成胆结石。胆结石对胆囊黏膜有直接刺激作用，易引起继发性细菌感染形成胆囊炎。

6.感染

肥胖人的免疫力低下，常易发生细菌病毒混合感染，一旦发生，则恢复较慢。

7.其他

皮肤可有细的淡红色纹，分布在臀外侧、大腿内侧、上腹部等处。皮肤褶皱处易磨损发生皮炎和皮肤癣菌病。长期负重可引起腰背痛及关节病变。另外，骨关节疾病、痛风的发病率也明显上升。

三、老年肥胖的防治

（一）饮食疗法

饮食疗法是治疗肥胖症最基本的方法之一，无论采取其他哪种治疗方法，都必须辅助饮食疗法；同样的，在实施饮食疗法的同时也必须辅助运动疗法、行为疗法等其他治疗方法。饮食疗法的三大营养素分配原则是蛋白质占总热量的25%，脂肪占15%，碳水化合物占60%。在蛋白质的选择中，动物性蛋白质可占总蛋白质的50%左右。一般来说动物性食品不仅含有较高的蛋白质，而且含有较高的脂肪。在有限的脂肪摄入量中，最好能够保证必需脂肪酸的摄入。纠正不良的饮食习惯是减肥成功的关键之一。一般要求老年男性每天摄入的热量为5439.2~5857.6kJ，老年女性为5020.8~5857.6kJ。

（二）运动疗法

老年人的运动计划要因人而异，应考虑年龄、疾病等因素，并且要在医生指导下开展活动。肥胖老年人多活动受限，心血管功能差，高强度运动易导致关节损伤和心血管急性事件的发生，故宜采用低强度、长时间运动。

（三）药物治疗

药物治疗作为肥胖症治疗策略的一部分，通常只是饮食疗法和运动疗法的辅助手段，适合于有糖尿病等严重并发症、已经实施生活方式治疗半年以上，但效果不显著，希望进一步减轻体重者。减肥药物可能引起老年人严重脱水，电解质紊乱和心、脑血管意外事件的发生。因此，对于老年肥胖症患者应充分考虑持续药物治疗的危险性，从而决定是否用药物进行减肥。

（四）中医治疗

1.耳针治疗

主穴：肺、内分泌、三焦、脾、胃、贲门、交感、神门、饥点、零点（耳轮脚当中，即耳中穴）。

操作：埋耳珠或耳针均可，每次选取3~5穴，每周换1~2次，5~10次为1个疗程，一般宜连续治疗数疗程。

2.电针治疗

主穴：曲池、中脘、天枢、大横、梁丘、公孙、足三里、上巨虚。

操作：常规针刺得气后，选取天枢、大横两穴左右分别接电针，连续波，强度以患者能耐受为度，治疗30分钟。10次为1个疗程，间隔1周再进行第2个疗程，共3个疗程。

3.靳三针治疗

主穴：脂三针（内关、足三里、三阴交）、肥三针（中脘、带脉、足三里）。

操作：带脉选用4.5寸长针，针尖朝神阙方向进针，深度约在皮下脂肪层，双带脉相互透刺。余穴常规针刺。

4.中药治疗

（1）防风通圣丸：1袋，每日2次，口服。常用于实证肥胖者。

（2）新清宁片：每次3~5片，每日3次，口服。

（3）连翘败毒丸：每次1袋，每日2次，口服。

（4）大黄䗪虫丸：每次9g，每日2次，口服。

（5）大柴胡汤：常用于躯体肥大，腹壁肥厚，胸胁苦满者。

（6）温胆汤及导痰汤：适用于单纯性肥胖，长期服用有较好疗效。

四、验案举隅

（一）验案

1.郭士魁经验方

一方：黄芪、茯苓、陈皮、泽泻、半夏、生大黄。此方益气健脾利湿，适用于气虚痰浊之肥胖症。

二方：龙胆草、金钱草、茵陈、栀子、郁金、草决明、泽泻、荷叶。此方适用于痰湿化热、肝热上冲之肥胖症，以清肝利胆。

三方：马尾连、茯苓、白术、忍冬藤、大腹皮、生大黄。此方适用于湿热互结在肠胃之肥胖症，以化浊利湿通便。

2.王琦经验方

杏仁12g、防己15g、泽泻10g、白芥子10g、冬瓜皮20g、人参6g、苍术10g、黄芪20g、陈皮10g、生蒲黄15g（包煎）、川楝子12g、白豆蔻6g。此方主治单纯性肥胖，为痰湿体质之人，兼气虚者亦可用。既可水煎服又可做散剂，每日1剂，连用3个月，有效率为73.3%。

（二）临床证据

为探讨康复运动结合针灸治疗对老年肥胖症患者肥胖相关指标、心血管功能及生活质量的影响，李广周将529例肥胖症患者按照随机数字表法分为观察组264例和对照组265例，观察组采用康复运动结合针灸治疗，对照组采用康复运动治疗，分别观察两组临床疗效、肥胖相关指标、心血管功能和生活质量等指标。结果：观察组总有效率（82.20%）显著高于对照组（70.19%）。治疗后两组BMI、腰臀比（WHR）、腹围及臀围均明显低于治疗前，且观察组优于对照组。治疗后两组左室舒张末径（LVDEd）、左室收缩末径（LVSEd）、左房内径（LAd）均明显低于治疗前，且观察组优于对照组。治疗后两组情绪功能、认知功能、角色功能、躯体功能、社会功能等生活质量评分均高于治疗前，且观察组优于对照组。结论：康复运动结合针灸治疗可提高老年肥胖症患者的临床疗效，降低肥胖相关指标，改善心血管功能，提高生活质量。

第八章 肥胖症的日常管理与护理

第一节　饮食与运动调养

一、饮食减肥

（一）概述

饮食减肥是指通过调节饮食结构、控制摄入热量或摄入具有减肥功效的食物，来达到减肥的目的。饮食减肥主要包括以下两个方面：控制食物质量减肥法、控制食物数量减肥法。

1.控制食物质量减肥法

控制食物质量减肥法又称全蛋白质减肥法，是指通过调整饮食结构，控制食物的质量达到减肥的目的。其原理与方法是：以吃蛋白质食物为主，如瘦牛肉、羊肉、鸡肉、鱼等。研究显示，高蛋白质饮食能减轻饥饿感，增加饱腹感。同时，由于摄入的蛋白质不能被人体储存而需立即进行代谢和利用，代谢过程需要消耗大量三磷酸腺苷（ATP），增加了机体静息能量的消耗。

2.控制食物数量减肥法

控制食物数量减肥法是通过控制食物的进食量，使合成代谢小于分解代谢（入小于出），强迫消耗体内贮存的脂肪，达到减肥的目的。此法不宜提倡，也不易坚持。在实施过程中，体内碳水化合物维持在最低水平，经常会产生饥饿感，进而引发疾病，如内分泌失调、厌食症及神经衰弱等，严重者会影响正常的工作与生活。除非十分必要，否则不宜采用，也不可长期以此法减肥。尤其是少年儿童，正值长身体的时期，倘若为了减肥而节食，就会导致胃囊空虚，营养摄取不足，出现头晕眼花、浑身无力等症状，从而影响健康成长。比较安全的方法是：采取同时控制质与量的方法进行减肥。

（二）常见的减肥食品

1.主食常见的有豆浆、小米粥等。

2.肉食常见的有不含油脂的瘦肉、植物蛋白肉、鸡肉、羊肉、贝类等。

3.豆制品常见的有冻豆腐、五香黄豆、赤小豆等。

4.海产品常见的有海带、海蜇皮等。

5.蔬菜常见的有冬瓜、萝卜、芹菜、黄瓜等。

6.水果常见的有苹果、葡萄、番茄、西瓜等。

7.茶叶常见的有普洱茶、乌龙茶等。茶叶具有清利头目、除烦止渴、化痰、消食、利尿的作用。现代研究证明，茶叶可以降低血清胆固醇浓度和胆固醇与磷脂的比值，防治高脂血症。茶叶中所含的咖啡因有兴奋中枢神经的作用，使睡眠减少，消耗增加。常见食物热量见表8-1。

表8-1 常见食物热量对照表（100g/kcal）

分类	名称	热量	名称	热量	名称	热量
主食类	豆浆	15	白米饭	126	面条	270
	白面包	130	老面馒头	226	肉包1个	250
	稀饭	58	水饺10个	420	油条	386
	小米粥	46	方便面	470	牛肉面	540
水果类	葡萄	43	番茄	18	草莓	30
	苹果	52	香蕉	90	西瓜	25
	菠萝	42	荔枝	70	猕猴桃	53
	橙子	47	龙眼	71	木瓜	27
	桃子	38	芒果	32	哈密瓜	34
蔬菜类	冬瓜	11	土豆	76	芹菜	20
	黄瓜	15	生菜	12	豆腐干	141
	白萝卜	16	南瓜	22	四季豆	30
	苦瓜	18	茄子	23	花生仁	580
	香菇	19	干木耳	205	豆腐皮	395

续表

分类	名称	热量	名称	热量	名称	热量
肉食类	肥猪肉	820	瘦猪肉	331	羊肉	203
	鸡肉	166	鸡蛋1个	70	牛肉	125
	鳝鱼	60	鲫鱼	108	鱿鱼	75
	蟹黄	660	小龙虾	85	鲜贝	77
饮品类	白开水	0	58°白酒	700	薯片	550
	乌龙茶	1	食用油	899	可乐	150
	红茶咖啡	3	饼干	546	酸奶	82
	柠檬水	26	巧克力	586	冰淇淋	200

（三）饮食减肥的原则

1. 尽量减少热量的总摄入量

对于轻度肥胖者，一般应控制热量的摄入，减少人体对脂肪、糖类等物质的摄入。对于中度肥胖者，应比较严格控制热量的摄入，男性每日热量总摄入量应控制在1500~2000kcal，女性应控制在1200~1500kcal。对于严重肥胖者，应严格控制热量的摄入，以生理上能耐受为度，一般每日热量总摄入量控制在1000~1200kcal。如果每天所消耗的热量比摄入的热量多500~1000kcal，则每周多消耗3500~7000kcal，每消耗3500kcal热量能减去0.45kg脂肪，这样每周体重可减去0.5~1kg脂肪。

2. 饮食应当有各种充足的营养素

如果只注意低热量饮食，而不注意其他各种充足的营养素，那么即使达到了减肥的目的，身体也会出现其他方面的问题。所以在低热量的前提下保证其他营养素的齐全而又充足地供应，对于各种营养的平衡饮食来说是必要的，比如要有足够的维生素、矿物质素和膳食纤维等。

蔬菜含有丰富的膳食纤维和维生素，是保证健康不可缺少的食物。蔬菜体积大而热量低，既可增强饱腹感，又可促进肠道蠕动，能缓解肥胖症患者常伴有的便秘症状。

3. 少食多餐

经常保持饥饿的感觉，使血液中的葡萄糖保持在一定的水平，避免一次过量进食使血糖浓度骤升转为脂肪沉积。实验表明，如果同样的热量分开在一天里数次吸收而不是在一餐里吸收，那么减重的效果就更迅速、更明显。因此最好能少食多餐，每天的饮食餐数应当为三餐或更多。

4.注意饮食的种类和营养成分间的比例

尽量少食高热量食物，不过量喝酒，不多食脂肪、糖类，少食甜品、零食；主食少吃精白米、精白面等，尽量粗细杂粮混用；多食含热量低而又富含膳食纤维的食物；适量进食蛋白质、碳水化合物和脂肪。有研究指出每月每公斤体重摄入1~2g蛋白质，每日摄入150~200g碳水化合物，其余热量由脂肪补充，脂肪约占食物总热量的20%~25%，注意控制动物脂肪的摄入。

5.改善烹调方法，解决低热量与饱食感的矛盾

在烹调方法上尽量不用或少用油煎和油炸，而尽量多采用蒸、烤、煮、炖和凉拌等方法，这样既可较多地保持食物的营养成分，也不增高食物的含热量。对于有些食物可进行膨化，比如爆玉米花。食物通过膨化后体积增大很多，使人食后有饱食感。

6.建立合理的饮食制度

早餐要吃好，约占一天总热量的20%~30%；午餐适当饱，约占一天总热量的35%~40%；晚餐要尽量少，约占一天总热量的20%~25%；余下的5%~25%作为另外的加餐、零食等。

7.注意进餐方法

饮食时不宜过快过猛，慢食能控制食量。食物进入人体，血糖就会升高，当血糖升到一定水平时，大脑食欲中枢就会发出停止进食的信号，但如果进食过快，大脑发出停止进食信号前，往往已经吃了很多食物。另外，在饭前可先吃些含热量较低的蔬菜、水果，因为果蔬体积较大，容易增加饱腹感，使下丘脑的饱食中枢兴奋起来，饥饿感消失，可减少主食的摄入。在饭前也可先喝些含热量少而又体积大的菜汤，用汤先使胃有一些“饱感”。

8.防止盲目节食

节食不宜盲目、过头，不要矫枉过正，束紧裤带挨饿。减肥速度不宜太快，要逐渐减肥。

9.提倡持之以恒

对于良好的饮食习惯，要能持之以恒，严于律己。如果不能坚持下去，那么即使体重减轻了还会恢复到原状。

（四）饮食减肥的误区

1.禁食可以减肥

禁食后体重确实可以急剧地减轻。肥胖的主要原因是具有多余的脂肪，禁食可以迅速消耗多余的脂肪。然而长时间的禁食也会消耗体内的蛋白质。与脂肪组织相比，蛋白质构成部分减少特别明显，一经消耗，立刻就会用尽。在体重减轻的同时，身体就会骤然消瘦，而且还会出现抵抗力下降、体力变差、容易疲劳等问题，违背健康减肥的原则，妨碍正常的生活和工作。所以最好还是减少日常饮食的热量，逐渐地减轻体重，确保每天必需的蛋白质摄入。

2.一日两餐好

不吃早餐短期确实可以减肥，可是不久体重就会停止下降，有时反而还会胖起来。研究表明，每日吃三餐的人比不吃早餐的人要多消耗10%的热量。人经过一夜的睡眠，身体的新陈代谢水平呈缓慢状态，通过吃早餐来及时补给身体必需的“动力”，加快代谢速度，限制体重的增加。

3.只要控制热量就能减肥

热量过剩是发胖的原因，为了减肥必须限制热量，但热量不是一切。人在静息状态下，也需要一定的热量。再加上体能活动，消耗的热量就会更多。如果认为只限制热量就可以减肥，并毫无顾忌地限制下去，不能保证最低限度的热量，进而影响日常生活甚至出现疲劳、目眩、易感冒等症状，很多人还会出现贫血现象，这就是轻度的营养失调。如果这样，即使体重减轻，也不能称之为正确的减肥方式。正确的减肥方法，是在充分摄取身体所需营养的基础上限制热量。

4.只吃水果蔬菜可以减肥

吃一肚子热量较低的水果蔬菜，既没有饥饿感又可以减肥，确实有一定的道理，但长期只吃水果蔬菜也有不足之处：①蔬菜和水果类食品中包括薯类、豆角类、南瓜、柿饼、葡萄干、香蕉、水果罐头等热量极高的食品。②营养摄入不均衡。

5.只吃甜食会发胖

人们说“吃甜食会发胖”，是因为这些以糖为原料的糖果、甜味糕点等食物容易引起食欲。若减肥之人特别想吃甜食时，可以选择一些天然的甜味食品如蜂蜜、水果等来适量解馋。

6.油类是肥胖者的大敌

发胖是各种因素综合的结果，拒食所有油类的做法，是不科学的。人体有一些必需的脂肪酸是需要从油摄取的，如亚油酸，能软化血管、降低血脂；植物油中的植物固醇能稳定血液胆固醇平衡。另外，油类耐消化、抗饿，还可能减少零食的摄入。

二、运动减肥

运动减肥是目前公认的最健康有效的减肥方法。其基本方法是在保障人体所需基本能量和必需物质的前提下，通过运动的方式，促使体内脂肪燃烧，从而达到减少体内脂肪堆积的目的。

根据能量平衡理论，运动减肥的基本原理是在运动减肥期间，能量的消耗大于能量的摄入，使身体在这段时间有能量的亏空。运动减肥的基本要求是能量的摄入要满足人体基本的能量需求，能量的消耗主要通过运动方式加速体内脂肪的分解。

因此，运动减肥包含两个基本环节：第一，科学运动；第二，合理饮食。科学运动指通过某种体育运动方法或训练手段让人体内脂肪作为主要的供能物质。在这个过程中，运动所需的能量主要由脂肪分解代谢而产生。合理饮食则是按照一定的饮食原则，既满足人体对营养素的需求，又满足人体对能量的需求。合理饮食的基本原则是：种类齐全，总量控制，合理搭配。

（一）运动在减肥中发挥的作用

1.增加机体能量消耗，促进脂肪供能。

2.在运动中肌肉加强了对血液中游离脂肪酸的摄取及利用。

3.体育运动能提高血液内葡萄糖的利用率，防止多余的糖转化成脂肪，减少脂肪的形成。

4.运动能够提高机体的基础代谢率。

5.运动可以通过影响机体的神经-体液调节系统来影响脂肪代谢。

6.运动可以通过改善心、肺以及运动系统的功能影响脂肪代谢。

（二）运动时间的选择

运动时间有两层意思，一是在一天中选择什么时候开始运动；二是运动的持续时间是多久。

普通人每天的主要精力放在工作、学习上，运动减肥一般是在工作、学习之余进行的，因此运动时间的安排必须服从于工作和学习的节奏。当然，运动时间的选择还要和运动项目的选择相协调。对普通人而言，要随心所欲地自由选择运动时间比较困难，能在工作、学习之余挤出时间进行体育锻炼就很不容易了，因此强求运动时间的选择是不太现实的。对运动时间的选择，有以下几点需要注意。

1.清晨运动弊大于利

很多人都喜欢在清晨进行锻炼，认为早上空气清新，锻炼效果好，但现在的研究发现，清晨的空气质量并不像我们想象的那么好。研究显示，清晨的空气污染指数是一天中最高的。大多数植物都是在夜晚吸收氧气、释放二氧化碳；白天释放氧气、吸收二氧化碳。因此，从理论上来说，在植物比较密集的地区，清晨的氧气含量应该比较低，而二氧化碳的含量相对较高。另外，对于老年人来说，清晨时心血管系统的调节功能较差，做运动时更容易发生心血管系统的意外。所以，现在不赞成时间过早（比如清晨五六点钟）的晨练。

晨练的时间可以根据各地区的实际情况，在天亮以后的八九点钟进行。推荐的运动时间应该是在傍晚，空气质量比较好，机体各系统的状态都较好，此时进行锻炼效果好，危险性小。

2.进餐与运动时间的选择

进食后，消化系统需要一定的时间来消化和吸收食物，如果此时进行运动锻炼会干扰这一过程，导致消化不良。因此，宜选择进餐1.5~2小时以后进行运动。另外，由于运动时的应激和血液的重新分配在运动后恢复到安静状态需要一定的时间，因此在运动锻炼结束后需要0.5~1小时的休息后才能进餐。

3.运动持续时间的选择

要根据所选择的运动项目、运动强度和需要消耗的热能等因素来综合决定。

首先必须确定当天所要消耗的热量，然后了解所选择的运动项目和运动强度在单位时间所消耗的能量，经过计算得出运动时间。比如，一个减肥者当天的目标是要通过运动训练消耗600kcal的能量，他选择的运动项目是羽毛球，通过查有关数据表可知，羽毛球的能量消耗率是630kcal/h。因此，此人要完成当天的减肥目标至少要进行1小时的羽毛球运动。

（三）运动减肥的误区

在生活中，一些肥胖者总是抱怨运动减肥难以取得满意的效果，主要是错误的观念、做法或偏见导致。

1. 只要多运动就可以达到减肥目的

运动虽然能消耗人体内的热量，但仅靠运动减肥效果并不明显。要想获得持久的减肥效果，除了运动外，还应从饮食上进行合理的调控。

2. 空腹运动有损健康

事实上，饭前1~2小时进行适度的运动有助于减肥。因为此时比较容易消耗多余的特别是能产生能量的褐色脂肪，减肥效果优于饭后运动。

3. 只要坚持每天一次30分钟慢跑，减肥效果就会好

这种观点是错误的。研究表明，只有运动持续时间为30~45分钟，人体内的脂肪才能被动员起来与糖原一起被消耗。随着运动时间的延长，脂肪供能的量可达总消耗量的85%。因此，短于30分钟的运动无论强度大小，其脂肪消耗均不明显。

4. 运动减肥有全面或局部的选择

这种观点是错误的。因为局部运动消耗的能量少，易疲劳，且不能持久。体内脂肪供能是由神经和内分泌系统调节的，这种调节是全身性的，并非练哪个部位就能减哪个部位的脂肪，而是哪个部位的供血条件好有利于脂肪消耗，哪个部位就能减肥。

5. 运动强度越大，动作越剧烈，减肥效果越好

其实，只有持久的小强度的有氧运动才能使人消耗多余的脂肪。这是因为小强度运动时，肌肉主要利用氧化脂肪酸获取能量，使脂肪消耗得快。运动强度增大，脂肪消耗的比例反而相应减少。因此，轻松平缓、长时间的低强度运动或心率维持在100~124次/分的长时间运动最有利于减肥。

6. 运动中多穿衣服，多出汗能加快减肥

这是一种错误观念。出汗是散热的最好方式，是维持体温恒定的一种自动冷却反应，而不是运动减肥效果的判定指标。虽然运动时由于大量出汗使体重减轻，但运动后大量饮水，体内水分恢复正常，体重又会复原。这种减肥减少的是体内的水分，而不是脂肪。因此，通过运动时大量出汗达不到减肥的目的。

（四）常见运动减肥方式

1. 有氧运动

有氧运动是指机体在氧供应充足的情况下，由能源物质氧化分解提供能量所完成的工作。换句话说，就是以有氧供能系统为主要供能方式的运动为有氧运动。有氧运动的特点为低强度、长时间、不间断、有节奏。其中低强度和长时间是有氧运动区别于其他运动形式的重要特点。

（1）运动强度小：有氧运动的运动强度一般在60%最大摄氧量以下，因为只有在中、低强度的运动中，机体才有充足的氧气供给能量代谢系统。

（2）持续时间较长：由于内脏器官的生理惰性大，在运动开始阶段氧运输系统的功能不能立即提高到应有的水平，稳定而充足的氧气供应需要一定的时间。另外，由于有氧运动强度不大，供应的氧一般都可以维持较长时间。

因此，可以简单地说，凡是强度不大、可持续时间较长的运动就是有氧运动，比如散步、慢跑、太极拳、广播体操、激烈程度不高的网球、门球、保龄球、有氧韵律操、舞蹈等。有氧运动是减肥最好的运动方式，其益处有以下几点。

（1）减肥效果明显：有氧运动的特点是强度低、不间断、有节奏、持续时间长，而且方便易行，容易坚持，对分解和消耗脂肪非常有益。虽然有氧运动降低体重的速度不快，但长期坚持，减肥效果显著，且不易反弹。

（2）增强心血管的功能：对于肥胖者而言，长期坚持有规律的有氧运动，不仅能达到减轻体重的目的，还可使体内氧气的吸入、输送和利用的功能进一步增强，使心肌的收缩变得更有力，心脏每分钟排出的血量变得更多。这样，心脏就可用较低的心率，提供相同的排血量。也就是说，心脏的工作效率大大提高。从长远的角度来看，这对健康是有很大好处的。

（3）增大肺活量：有氧运动能增加全身的循环血量，特别是肺部的血量，增强氧气的运送能力。坚持有氧运动会使肺活量及其他有氧运输能力迅速提高。

（4）调节物质代谢：有氧运动可使高血糖者血糖降低，血脂异常者三酰甘油、低密度脂蛋白胆固醇等不利于身体健康的血脂成分减少，还能提高血液中高密度脂蛋白胆固醇的含量。此外，有氧运动还能增强骨骼密度，防止骨钙丢失，预防骨质疏松。

2.气功

气功是通过调身、调心和调息原理锻炼人的精、气、神从而达到防病治病的作用。练气功不但能强身健体、防病治病，还能减肥。近年来气功减肥已应用于临床，颇受患者欢迎。气功减肥简单易行，容易掌握，无不良反应，无明显饥饿感。患者通过练气功，使注意力转移到气功要求的意向思维上，在一定程度上减轻饥饿感，同时由于练气功调整自身功能，从而起到减肥作用。

这说明气功不是靠单纯节食而减肥，而是靠功力来消耗多余能量，从而达到减肥的目的。气功减肥可用于一般肥胖者，更适合于不宜采用其他减肥法的肥胖者。

（1）龙游功

1）预备势：双腿内侧紧贴，两脚并拢，踝骨相靠。两手五指并拢，置于体侧自然下垂。收下颌，面带微笑，思维放松。

2）起势：①上臂夹紧，屈肘合掌于胸前。②合掌向左侧倒，右掌在上，左掌在下，右肘抬起，身体向左侧倾臀部右摆。③合掌之双手向左上方伸出，经头顶朝右侧画圆至胸前，变成左手在上，右手在下，手指向前。与双手画圆的同时，臀部由右向左摆，再由左摆回到正中位置，并微屈膝、屈髋，使身体重心有所降低。这时双手已画第1个圆。④接着双手向左侧下方画圆至腹前正中位置，右手在上，左手在下，五指向前。与此同时，臀部向右摆动再从右摆回至正中位置，继续屈膝、屈髋，使身体重心较前又有所下降，完成第2个向下画半圆。⑤两手继续向右侧下方画1个圆至腿前正中位置，左手在上，右手在下，手指向前。同时，臀部又向左侧摆，再从左回摆至正中位置，身体重心第3次下降至半蹲的最低位置，完成向下画第3个半圆。⑥接上式，两手合掌向左侧上方画半圆至腹前，继续保持左手在上的姿势。同时，臀部向右摆，再从右摆回至正中位置，身体重心重新升高，完成向上画第3个半圆。两手继续向右侧上方画半圆至胸前，右手在上，左手在下，手指向前。同时，臀部向左侧摆，再从左摆回至正中位置，身体重心继续升高呈直立，完成向上画第2个半圆。恢复至起势动作。至此，全部完成一遍做功动作，双手合掌与从上至下共画3个连续的圆，臀部从右到左来回摆动6次。重复操作4遍。

3）收势：合掌双手画完3个圆回到胸前继续向左上方画半圆，运至头顶正上方，然后垂直下落至胸前，双手自然放下。练此功注意双手画圆要准确，勿走捷径，腿、髋随手掌画圆上下屈伸，臀部移动掌握重心的高低，初练者腰部摆动要小，防止扭伤，通过不断练习，腰部力量加强后，手臂画圆可以加大，做功时身体重心前移，置于脚掌上。

（2）摇身功

1）在腰部旋转带动下，两臂顺势左右交替转动。注意两臂自然下垂，完全放松。

2）随着旋转幅度的加大顺势提臀、挺腰、伸髋、吸气。

3）然后屈膝下蹲、伴随吐气，两臂自然落位。

（3）甩肩功

1）在左右转动前4次时，旋腰交替拔踵，含胸拔肩、提肛收尾，还渐下蹲。

2）在左右转动后4次时，昂首挺胸挺腰，交替提臀，还渐起力，自然呼吸。该动作系调节性活动，呼吸要自然，使肢体与精神达到最大限度的放松。

3. 八段锦

八段锦能够增强人体对葡萄糖的摄取能力，更好的控制血糖和体脂。其功能原理大致为：以意念锻炼的方式对情绪以及大脑皮质的功能活动进行调整，从而调整自主神经功能，同时使肾上腺髓质功能受到影响，呼吸锻炼的方式使内脏自行按摩，经过柔和的肢体引导使糖的分解和消耗得到促进，进而达到合理控制饮食的目的并调整心理状态。

八段锦特点是强度低、时间长、不中断、有节奏。虽然其运动强度不高，但长时间的运动可以消耗体内及皮下多余的脂肪，同时可以增加肌肉力量。八段锦是中华民族优秀文化遗产中的一颗璀璨明珠，对人体健康有良好的保健作用。但练习要有高度的自觉性、主动性和持之以恒的精神。

（1）第一段　双手托天理三焦

1）两脚平行开立，与肩同宽。两臂分别自左右身侧徐徐向上高举过头，十指交叉，翻转掌心极力向上托，使两臂充分伸展，不可紧张，恰似伸懒腰状。同时缓缓抬头上观，要有擎天柱地的神态，此时缓缓吸气。

2）翻转掌心朝下，在身前正落至胸高时，随落随翻转掌心再朝上，微低头，眼随手运，同时配以缓缓呼气。

（2）第二段　左右开弓似射雕

1）两脚平行开立，略宽于肩，呈马步站式。上体正直，两臂平屈于胸前，左臂在上，右臂在下。

2）手握拳，食指与拇指呈八字形撑开，左手缓缓向左平推，左臂展直，同时右臂屈肘向右拉回，右拳停于右肋前，拳心朝上，如拉弓状。眼看左手。

（3）第三段　调理脾胃臂单举

1）左手自身前呈竖掌向上高举，继而翻掌上撑，指尖向右，同时右掌心向下按，指尖朝前。

2）左手俯掌在身前下落，同时引气血下行，全身随之放松，恢复自然站立。

（4）第四段　五劳七伤往后瞧

1）两脚平行开立，与肩同宽。两臂自然下垂或叉腰。头颈带动脊柱缓缓向左扭转，眼看后方，同时配合吸气。

2）头颈带动脊柱徐徐向右转，恢复前平视。同时配合呼气，全身放松。

（5）第五段　摇头摆尾去心火

1）马步站立，两手叉腰，缓缓呼气后扭腰向左，屈身下俯，将余气缓缓呼出。动作不停，头自左下方经体前至右下方，像小勺舀水似地引颈前伸，自右侧慢慢将头抬起，同时配以吸气；扭腰向右，身体恢复马步桩，缓缓深长呼气。同时全身放松，呼气末尾，两手同时做节律性叉腰动作数次。

2）动作与1）动作同，唯左右相反。

（6）第六段　两手攀足固肾腰

1）两脚平行开立，与肩同宽，两掌分按脐旁。

2）两掌沿带脉分向后腰。

3）上体缓缓前倾，两膝保持挺直，同时两掌沿尾骨、大腿向下按摩至脚跟。沿脚外侧按摩至脚内侧。

4）上体展直，同时两手沿两大腿内侧按摩至脐两旁。如此反复俯仰4~8次。

（7）第七段　攒拳怒目增气力

1）预备姿势：两脚开立，呈马步桩，两手握拳分置腰间，拳心朝上，两眼睁大。

2）左拳向前方缓缓击出，呈立拳或俯拳皆可。击拳时宜微微扭腰向右，左肩随之前顺展拳变掌臂外旋握拳抓回，呈仰拳置于腰间。

3）与2）动作同，唯左右相反。如此左右交替各做4~8次。

（8）第八段　背后七颠百病消

1）预备姿势：两脚平行开立，与肩同宽，或两脚并拢。

2）两臂自身侧上举过头，脚跟提起，同时配合吸气。两臂自身前下落，脚跟亦随之下落，并配合呼气。全身放松。如此起落4~8次。

4.易筋经

易筋经属于中医导引法，也是我国古代流传的一种健身方法，易筋经的“易”字有改变的意思，“筋”是肌筋（包括肌肉、肌腱、韧带、筋膜、关节等），“经”是方法，即通过锻炼可以改变筋骨，使之强健的练功方法。相传为南北朝时达摩所传。

易筋经的特点是“久练内壮外强”，多数动作与呼吸密切配合，并采用静止性用力。呼吸以自然舒适为宜，切忌屏气，呼吸方式有自然呼吸、顺腹式呼吸和逆腹式呼吸。经过易筋经运动干预，可获得不同程度控制体重继续增长和体脂明显下降的效果，易筋经运动干预促使身体成分发生了良性变化，体脂率、BMI均明显下降，骨盐显著升高。

（1）预备势

1）功用：此势可疏导任督二脉，放松全身筋骨。

2）动作：屈膝下蹲，两手抱膝，低头呈团状，重心向前、向右、向后、向左移动，重心还原，两手扶膝，膝盖挺直，两手十指交叉，翻掌心向下，起身上托，重心上移，慢慢放松，抱后脑，两臂打开，抬头、挺胸、挺腹、挺小腹、挺腹股沟，伸展达到最大体位时“咯”的一声，从腹间自然发出，上举，左右打开，水平位卷指握拳，放下时，依次放松肩、肘、腕、手指，恢复松静站立，重复3次。

3）动作要领：施展此势时，舌尖应当微抵上颚。下蹲或起身时，动作应当和缓，两手扶膝。两手抱膝时，双目应自然张开。起身上托时，双目与双手移动方向一致，以颈背部带动上身移动。双手左右打开时，掌根部应当绷紧，卷指握拳。

（2）韦驮献杵第一势

1）功用：此势可疏导手太阴经筋，导引肺经。

2）动作：两脚开立与肩同宽，两手转掌心向前，在体前捧起，在胸前合掌，向前推出，左右打开，转掌握拳，放下时，依次放松肩、肘、腕、手指，重复7次，恢复松静站立。

3）动作要领：施展此势，掌心向前推出时，胸部膻中穴部有向后之势，两掌左右打开时，肩胛骨有向脊椎侧后移之势。

（3）韦驮献杵第二势

1）功用：此势可疏导手少阳经筋，导引三焦经，消除疲劳。

2）动作：右脚向右一大步，屈膝下蹲呈大马步，两手在体前捧起，在胸前翻掌上托，左右打开，水平位握拳，起身时，放松肩、肘、腕、手指，重复7次。

3）动作要领：下蹲时当呈大马步，重心落于臀部，如坐椅凳之稳，翻掌上托时，上肢有上托之势，腰部以下当有下坐之势。

（4）摘星换斗势

1）功用：此势可疏导手少阴经筋，导引心经，消除心、腹疾患，左右合为一势。

2）动作：呈上势大马步不变，两手在体前捧起，翻掌心向下，右手在上，左手在下，两手同时旋腕摘星，两手交替，左手在上，右手在下，两手同时旋腕摘星，两手交替，重复7次。

3）动作要领：右手在上旋腕摘星时，目光当注视右手，右手下落过程中，目光跟随其移动，当右手下落至臀部，左手翻掌心向上旋腕摘星时，目光当注视左手，左手下落过程中，目光跟随其移动。

（5）出爪亮翅势

1）功用：此势可疏导手阳明经筋，导引大肠经，对头面、颈项、肩背有很好的调节作用。

2）动作：两脚并拢，自上而下放松，两手握拳提起收于肋下，出爪，重心上移，左右打开，亮翅，收于肋下，重心下移，慢慢放下，重复7次，放松肩、肘、腕、手指，恢复松静站立。

3）动作要领：出爪时，注意重心上移，左右打开时，如羽翼之状。

（6）倒拽九牛尾势

1）功用：此势可疏导足阳明经筋，导引胃经，预防胃肠疾患，左右合为一势。

2）动作：右脚向右一大步，屈膝下蹲，呈大马步，两手在体前抱球，右转打开，呈右倒拽九牛尾势，还原放松，左转打开，呈左倒拽九牛尾势，还原放松，重复7次。

3）动作要领：身体侧身直立，两肩用力，逼臀撑胯，使小腹放松而有空旷感。两手肘部须微屈，使体后侧拳心朝上偏后，体前拳眼朝前与双目水平，如提千斤重物。

（7）九鬼拔马刀势

1）功用：此势可疏导足太阳经筋，导引膀胱经，缓解下肢不适、胸椎、颈椎病等，左右合为一势。

2）动作：两脚并拢，自上而下放松，两手横平举，掌心向上，左手大拇指抵后心，右手夹抱颈项，带住嘴角左转，还原，两手交替，右手大拇指抵后心，左手夹抱颈项，带住嘴角右转，还原，两手交替，重复7次，两手横平举，握拳，放松肩、肘、腕、手指。

3）动作要领：旋转时，当拇指抵后心，以颈项部用力带动背脊转动。

（8）三盘落地势

1）功用：此势可疏导手厥阴经筋，导引心包经，缓解胸闷、胀痛，保护胸腹部。

2）动作：右脚向右一大步，屈膝下蹲，呈大马步，两手握拳提起收于肋下，变掌前推，内收，转掌下压，握拳提起，起身时，慢慢放松肩、肘、腕、手指，重复7次。

3）动作要领：开步呈马步时，须提项直身，使肩、胯、足三盘俱沉，有“人地生根”之意。两掌下压时，须有“托举千斤”的意念。

（9）青龙探爪势

1）功用：此势可疏导足少阳经筋，导引胆经，有利于全身气血运行，缓解腰腿、肩背、颈项拘紧，左右合为一势。

2）动作：两脚并拢自上而下放松，两手握拳提起，收于肋下，右手呈爪状向左上方探出，垂直下落，翻腕，转体180°，握拳提起，左爪探出，垂直下落，翻腕，转体180°，握拳提起，重复7次。

3）动作要领：左右两爪下探时，至地即可，不一定要触及地面。同时，两膝必须挺直，不可弯曲。

（10）卧虎扑食势

1）功用：此势可疏导足厥阴经筋，导引肝经，吐故纳新，有疏肝解郁的功效，左右合为一势。

2）动作：松静站立，自上而下放松，右脚向后一大步，两手呈爪状，十指着地，抬头，张口，怒目7次，右脚收回，两手放松，向上导引，自头顶握拳，慢慢向下导引，过肩后，依次放松肩、肘、腕、手指，恢复松静站立。左脚向后一大步，两手呈爪状，十指着地，抬头，张口，怒目7次，左脚收回，两手放松，向上导引，自头顶握拳，慢慢向下导引，过肩后，依次放松肩、肘、腕、手指，恢复松静站立。

3）动作要领：两手点地时，十指必须以指尖触及地面，不可使指节塌凹，双目当瞪视前方，如卧虎之状。起立时，先收回后脚，然后再两手放松。

（11）打躬势

1）功用：此势可疏导足少阴经筋，导引肾经，固肾壮腰。

2）动作：两脚并拢自上而下放松，两手十指在体前交叉。翻掌心向下，上举，两手抱后脑，两臂打开，向下打躬时，以内关夹抱听宫，起身时，以头带动颈项，带动肩背起身，打躬，夹紧，起身，松开，重复7次。两手十指交叉上托，左右打开，水平位握拳，依次放松肩、肘、腕、手指，恢复松静站立。

3）动作要领：低头弯腰时，两膝挺直，使头尽量向两膝的中间低垂下去；同时，两掌心将两耳孔紧紧盖住，不让闻声。

（12）掉尾势

1）功用：此势可疏导手太阳筋，导引小肠经，对耳鸣、耳聋、颈椎病、肩关节痛都有调理作用，每次顿地7次或21次。

2）动作：两脚开立略宽于肩，两掌在体前十指交叉，翻掌心向下，上托，下腰，十指着地，脚跟提起，顿地，提起，顿地，提起，顿地，起身上托，左右打开，水平位握拳，依次放松肩、肘、腕、手指，恢复松静站立。

3）动作要领：双掌下按时，尽量使掌心触地，但不能勉强，不可使用拙力，以松活自然为要。腰以下的部位，在双臂向上伸直时，要注意尽量拔伸拉开。两脚上提下落，顿地不可过分用力。

（13）收势

1）功用：此势可疏导足太阴经筋，导引脾经，有醒脾养胃、预防脾胃相关疾病的功效，左右合为一势，每次重复7次。

2）动作：两脚开立，与肩同宽，两手在体前捧起，在胸前分掌，右手上托，左手下压，两手交替，重复7次；两手在体前合掌，调整呼吸，鼻息调匀后，搓掌，掌心发热后，击掌7次；拍打内关7次，拍打外关7次，换手拍打内关7次，拍打外关7次，拍打环跳7次，拍打足三里7次，拍打三阴交7次，两手从体侧慢慢上举，自头顶握拳，慢慢向下导引，过肩后依次放松肩、肘、腕、手指，恢复松静站立。

3）动作要领：右手上托，左手下压时，左手虎口的位置当在左脚后跟的后方，双目顺着左手虎口的方向下瞧，左手上托，右手下压，右手虎口的位置当在右脚后跟的后方，双目顺着右手虎口的方向下瞧。

5.瑜伽

瑜伽是传统的生命科学、东方的身体文化，包括了动静结合的养生健身运动，适合各种年龄的人学习。瑜伽的姿势像柔软的体操、优美的舞蹈，更是一种心操，使人们学会关注自己的内心世界，认识自己、提升自我。瑜伽除了可以调适身心外，瑜伽自然疗法对术后康复治疗、心理辅导、脊柱健康督导、减轻压力等均有特殊的功效。瑜伽是一种主动疗法与被动疗法相结合、心理引导与生理排导相辅助的科学疗法。常见的减肥瑜伽方式有：

（1）腰躯转动式：放松脊柱、背部肌肉群，矫正体态姿势，消除腰部赘肉。

（2）韦史奴式：放松髋骨，减少腰围线上的脂肪，对骨盆区域有益，可消除背痛和防止疝气。

（3）树式：保持平衡，纠正内脏下垂及背脊的歪斜，强化胸部的肌肉，增强腿部的线条美。

（4）船式：对腹部器官和肌肉是一个很好的练习，促进肠道蠕动，改善消化功能。

（5）"V"姿势：强壮腹部肌肉，改善内脏下垂，纠正腰椎扭曲，消除腹部脂肪，有束臀的功效，还可促进颈部的血液循环。

（6）回顾式：促进内脏功能，使腰部纤细，纠正背部的歪斜，消除颈部紧张，消除眼睛疲劳。

第二节　心理调养

一、常见的心理障碍

肥胖症患者如何看待自己的减肥计划，对整个减肥计划的成败有极大的影响。如果抱着对自己的过食行为的挑战想法和克服心态，减肥就比较容易成功。通常，肥胖症患者在心理上的障碍表现在以下几种。

1.我现在所作的努力是否值得

很多减肥的肥胖症患者在经历了一番磨难后，往往产生疑问：已经努力了很长时间，离理想体重还有很远的距离，减肥计划是否值得继续坚持？有时甚至产生大吃大喝一顿以回味近来因减肥而与之失之交臂的“美食”的念头。其实，减肥本来就是一件不易的事情，体重的增长并非十天半月，要瘦下去当然需要花费更长的时间。

2.节食运动是减肥成功的唯一通路

坚持节食和运动计划最终会收到良好的效果，但在这里发挥作用的并非只有节食和运动良好的生活习惯，稳定的心理状态、科学的辅助治疗等都起到重要作用。

3.不知道什么方法适合自己

这个方法我原来已经试过，或者别人试过没有什么效果，现在也没有必要再应用了。其实，不同的方法适用于不同人或者同一人的不同时期。只要这个方法是正确的、科学的，并对自己是适用的，就要不懈地去坚持。要不断寻找自己失败的原因，尽量避免或改正，这样就会更早走向成功之路。

4.减肥已获成功，可以松一口气了

虽然减肥有了效果，不代表减肥计划可以终止，更不能恢复到原来的生活方式。减肥可以带来健康的生活方式，这是比节食本身更具有重大意义的收获。

二、常见的心理减肥方法

心理减肥疗法是把社会支持、行为治疗、情绪调节等方法有机结合，以心理行为为主的全面综合的治疗方案。它是根据条件反射理论，纠正肥胖者由异常饮食习惯所造成的过食行为的一种方法，即用心理知识分析肥胖者过食行动的行为特征，采取心理措施来纠正导致肥胖的行为，培养有利于减肥的饮食习惯。在心理学越来越被重视的21世纪，心理减肥已经被提到一个不可忽视的位置，开始受到越来越多减肥专家和肥胖人士的重视。

1.集体心理疗法

集体心理疗法是通过心理医生深入浅出的讲解，使肥胖者认识到肥胖的发生发展与个人情绪有关，以增强肥胖者控制情绪的意识。当肥胖者有不良情绪反应时，则要针对主要情绪问题进行调节。如：可以让见效减肥者现身说法，使其他肥胖者受到启发，消除疑虑，增强信心。在此基础上，对于轻肥胖者，不一定严格限制进食，但应增加体力活动；中度和重度的肥胖者，要严格控制热量的摄入，并增加运动量。

2.音乐疗法

当肥胖者产生饥饿和想进食的时候，常常有焦虑不安等情绪反应，音乐疗法可通过对情绪的调节，降低食欲。因为情绪的兴奋能使胃液分泌放慢，食欲受到抑制，所以在感到饥饿或在就餐前，肥胖者可以听几分钟能使人兴奋的音乐，如居塞比·威尔第的《凯旋进行曲》，贝多芬的《欢乐颂》，或者选听能使其激动的流行音乐。而在进食时，肥胖者可以听一些轻柔缓慢的轻音乐，如理查德·克莱德曼的钢琴曲，使精神放松，步调放慢，进食的速度也会跟着放慢，这样在还没来得及吃下很多食物之前，大脑中枢就会传递出吃饱的信息，从而

达到控制食量的目的。另外，轻松愉快的音乐可以消除肥胖者想吃零食的那种紧张和烦躁的情绪，所以在两顿饭之间播放一些如吉他曲《爱情的故事》、勃拉姆斯的《摇篮曲》、中国名曲《春江花月夜》等音乐，同样也可达到控制进食的目的。

3.自我控制疗法

轻度肥胖的患者可以在家中采用自我控制疗法，包括对周围环境的控制和对个人行为的调节。对周围环境的控制，即是避免各种可以使肥胖者产生吃的欲望的情景发生，如和饮食有节制的人一起用餐；改变用餐的时间、地点；选取体积大、热量低的食物来改变躯体对进食的感受和暗示。个人行为调节又可分为自我监督和自我奖惩。自我监督就是将每天的用餐行为以日记的形式记录下来，其中包括进食量、用餐速度、用餐前后的情绪及共同用餐的人物等，并且要定期称量体重，使这些记录形成一张行为监督表，以督促减肥。自我奖惩是根据体重有无控制、减肥计划是否顺利进行而对自己采取一定的奖惩措施。

4.精神分析疗法

精神分析疗法不仅在于从心理角度分析肥胖者肥胖的原因，帮助肥胖者控制和减轻体重，更重要在于改变肥胖者的体象（指人对自己身体所给予的美丑、强弱等的主观评价）。这种疗法需要专业心理医生的指导。肥胖者多对自己的身材不满意，甚至产生厌恶、自卑情绪，通过精神分析疗法，可提高自我评价，增强自我价值感，增强肥胖者的信心。

三、常见的减肥心理训练方法

减肥的心理训练方法有很多种，运用这些方法，肥胖者可以合理纠正导致肥胖的行为，培养正确的行为。

1.厌恶训练法

厌恶训练法是指用一些附加条件来使自己对肥胖产生厌烦感，避免过食，促进减肥行动。如将肥胖臃肿的身材夸张地画出来，让自己都觉得难受甚至有些厌恶，然后贴在冰箱上或是餐桌上，这样每当肥胖者忍不住想吃东西的时候，它就会提醒并及时阻止这一行为的发生。

2.进食速度训练法

进食速度训练法是指通过缓慢悠闲地进食以达到控制进食量的方法。进食快的人往往吃得多，这是因为大脑摄食中枢感知饱的信息大约需要20分钟的时间。每次吃东西时，肥胖者都可以想象一下这是一餐美味，要悠闲自得地进餐，每一口最好都要咀嚼20~30次，假想每一口食物都是最后一口食物，告诫自己要吃出其中的滋味，这样进食的速度自然就会放慢。如果吃得太快可以让自己吃完一小份后暂停一会儿，然后再吃另一份。这两种方法可以帮助肥胖者掌握忍耐饥饿的技巧，并逐渐确定合理的食量。

3.自我奖励训练法

自我奖励训练法是指肥胖者可在体重减轻或饮食控制成功时，给自己奖励，利用奖励的办法来坚定减肥的决心。这种奖励可以是物质的，也可以是精神的。如当体重减轻或饮食控制成功时，可以奖励自己买喜欢的东西，或者看场电影。但是请记住，千万别奖励食物。相反，当进食过量或体重增加时，就应进行自我处罚，如减少一次购物机会等。

4.想象训练法

当减肥者食欲强烈的时候，可以想一想自己如果因为过食而使体型臃肿，则易患心脏病、高血压、糖尿病等疾病，这样会使体内消化液分泌减少，从而不思饮食或不过量饮食，达到节制饮食、减轻体重的目的。或者想想每次看到喜欢的服装都不得不蒙面而去……长期如此训练，就会发现减肥竟然如此轻松。

5.转移训练法

所谓转移训练法，就是把注意力从某处转移到另一个具有吸引力的东西或某一项活动上，改变其快乐方式。当减肥者无法摆脱强烈的食欲诱惑时，便做些喜欢做的，但与进食无关的事。比如在产生食欲时出门娱乐、画画、弹钢琴、看电影或咀嚼一些低热量的食物，如胡萝卜、口香糖等。需要注意的是，转移法的效果取决于转移对象本身的吸引力大小。因此要根据肥胖者自己的爱好加以适当选择，吸引力越大，兴趣转移越快，节制饮食的效果也就会越好。

6.行为代替训练法

研究者发现有些人对食物的形象、气味，甚至对食物的想象，都会引起食欲。这些“过度反应者”体内有较多数量的胰岛素，在见到或想到食物时就会提高胰岛素水平，产生食欲的条件反射。这类人应多给自己找点事做，而且要全神贯注地去做，不要让自己闲着，比如散步、整理以前的照片、做拼图游戏等。

7.自由联想训练法

肥胖者可以在脑海中具体描绘出自己优秀的一面来进行自我控制，从而提高减肥的效果，这种方法医学称之为“自由联想”，比如可以想象一下自己瘦了穿上漂亮裙子的样子，或具体描绘一下“如果我有一个很帅的男友，那么星期天我一定要同他约会”等。

8.印象训练法

印象训练法是许多运动员平时运用的方法，现在把它借用到减肥当中，同样可以取得满意的效果。方法：反复想象自己成功时的情景，如运动员常会想“我要突破对方的防守攻入一球”“我要连续攻破超难度技巧动作”等，而肥胖者则可想象“我今天一定会跑步30分钟”“我临睡前一定不再吃东西”等，将这些信息源源不断地输入大脑，最后在真正出现同样场面时发挥积极作用。

9.自我暗示训练法

心理学家的研究结果显示，如果一个人总是说“我做不到”，比如减轻体重，他就不会有很大的毅力。尽管仍会努力，但一点点的挫折或失败就容易使他产生放弃的念头；倘若肥胖者具有信心，很肯定地说“我一定做得到”“我有决心减轻体重”，那么不管时间多久，“苗条”是指日可待的。在利用各种方法进行减肥时配合自我暗示训练法，一定会事半功倍。

四、常见的认识误区

在减肥过程中经常会有各种各样的认识误区，可能影响减肥的顺利进行。这些误区包括：

1.肥胖是天生的、遗传的

肥胖是有一定遗传性的，但在更多情况下“遗传”的是整个家庭不良的生活习惯，如摄取高热量食物。因此，一个良好的减肥习惯对于任何个人都是适用的。

2.急速减肥，立竿见影

有人听到不切实际的宣传，幻想一周内迅速减肥。其实，急速减肥一定会反弹，而反复的减肥行为将使减肥变得更难。肥胖不是一天两天造就的，体重也只能逐渐下降，一步步达到比较理想的体重。减肥太快，会损伤肌肉组织，导致皮肤松弛，反弹也快，不符合WHO提出的每周减肥0.5~1kg的减肥原则。减肥者应明白，快速减肥对健康有害而无益。

3.节食就是“吃素”

其实节食只是减少膳食的总热量和过多的脂肪，“吃素”只能保证不吃肉食，并不能做到低热量、低脂肪。瘦鸡肉、鱼肉等仅含有较少的脂肪和热量，稍微吃一些并无妨碍。而单纯吃素食，不摄入足够的优质动物蛋白，就增加了减肥中发生营养不良的机会。

4. 节食会使局部减肥

很多女性减肥者希望通过节食减肥，只想减掉某一部位的脂肪，其他部位不受影响，如最好能减掉腰部、臀部和大腿的脂肪，而不影响肩部的圆润和胸部的丰满。其实，单纯节食减肥与运动或按摩减肥有很大差别。按摩减肥有可能减掉局部的脂肪，如果通过节食减掉多余的热量，体内丢失的脂肪将是全身性的，而不会按自己的所需减掉局部脂肪。

5. 运动越剧烈，减肥效果越好

剧烈的运动锻炼，可能会气喘吁吁、汗流浃背，也可能使被运动的肌肉发达，但并不意味着脂肪的直接消耗。有研究表明，真正能够减肥的运动是长时间的，但并不觉得很吃力的活动。只要坚持足够的运动时间，普通的走路、爬楼梯等都是极好的减肥方法。

6. 吃药就能够消除脂肪

很多减肥者梦想有一种“神奇”药物，能够不须借助于节食和运动便使多余的脂肪消减，却不损失其他成分。科学研究表明，日前的很多减肥药在减轻体重时，消减的并不只是脂肪，很大一部分是水分和体液，其作用往往只能维持在吃药的期间。一旦停药，体重将会在短时间内迅速反弹。

参考文献

［1］中国针灸学会.循证针灸临床实践指南·单纯性肥胖病［M］. 北京：中国中医药出版社，2015，5：16-17.

［2］中华人民共和国卫生部疾病控制司.中国成人超重和肥胖症预防控制指南［M］. 北京：人民卫生出版社，2006：34.

［3］万燕萍. 儿童肥胖和代谢综合征［M］. 上海：上海科技教育出版社，2013.

［4］蒋一方. 儿童肥胖症［M］. 北京：中国医药科技出版社，2009.

［5］李继俊. 妇产科内分泌治疗学［M］. 北京：人民军医出版社，2005：386-400.

［6］袁青，勒瑞. 常见老年病针灸治疗［M］. 上海：上海科学技术文献出版社，2002：126-127.

［7］马波. 肥胖病［M］. 北京：中国中医药出版社，2005：104-106.

［8］戴文涛. 运动减肥300问［M］. 上海：上海教育出版社，2014：61.

［9］孙小敏. 运动减肥营养［M］. 成都：四川大学出版社出版，2006：225-230.

［10］郑美凤，崔星. 这样减肥最有效［M］. 上海：上海中医药大学出版社，2005：123-136.

［11］向红丁. 肥胖200个怎么办［M］. 北京：中国协和医科大学出版社，2001：174-191.

［12］马其江，毕秀英，李红芹，等. 中医针灸减肥［M］. 济南：济南出版社，2006：38.

［13］王佳捷，黄伟，韦丹，等. 电针、埋线对单纯性肥胖患者血清瘦素、胰岛素影响的对比研究［J］. 针刺研究，2019，44（1）：57-61.

［14］施洁，朱小娟，郭海莲，等. 针灸对单纯性肥胖患者血脂状态、炎症指标及减肥疗效的影响［J］. 河北中医药学报，2018，33（5）：39-41.

［15］卢圣锋，于美玲，王欣君，等. 从刘志诚教授学术轨迹解析青年中医

学者学术养成［J］. 中国针灸，2015（7）：737-740.

［16］周仲瑜，王佳捷. 阴阳调理灸在更年期肥胖女性中的临床应用［J］. 皮肤科学通报，2019，36（2）：225-230，177.

［17］卓越，周仲瑜，刘一然，等. 周仲瑜教授治疗单纯性肥胖经验［J］. 针灸临床杂志，2019，35（10）：82-86.

［18］卓越，周仲瑜，陈霞，等."周氏五位一体"法治疗单纯性肥胖临床研究［J］. 针灸临床杂志，2019，35（4）：13-16.

［19］王艳丽，赵喜新，郭现辉. 透穴埋线治疗单纯性肥胖症 1206 例［J］. 中医研究，2018，31（8）：59-61.

［20］梁翠梅，胡慧，李媛媛. 通调带脉法针刺治疗腹型肥胖疗效观察［J］. 针刺研究，2012，37（6）：493-496.